Volker Fintelmann

Vom Wesen der Leber

Volker Fintelmann

Vom Wesen der Leber

Organ des Selbst-Bewusstseins

INFO3 VERLAG

Volker Fintelmann
Vom Wesen der Leber

ISBN 978-3-95779-197-9
Schlanke Reihe Band 9

Erste Auflage 2024
Zweite Auflage 2024
Dritte Auflage 2025

Lektorat: Ramon Brüll, Frankfurt am Main
Korrektorat und Satz: Ulrich Schmid, de·te·pe, Aalen
Cover: Frank Schubert, Frankfurt am Main
unter Verwendung eines Motivs von Dreamstime:
Leber mit Gallenblase (grün)
Druck: Jelgavas Tipogrāfia, Jelgava, Lettland

Info3 Verlag
Kirchgartenstraße 1, 60439 Frankfurt am Main
Tel. 069 58 46 47, E-Mail: vertrieb@info3.de
www.info3.de

Inhalt

1. Einleitung

Will man die Aufgaben und Bedeutung einzelner Organe des Menschen zum Verständnis bringen, kann man nicht bei den ausschließlich durch die Sinne erfassbaren Phänomenen stehenbleiben, also das Organ nur von außen anschauen, sondern muss in seine Vielschichtigkeit eindringen, die sich zunächst in der großen Dreiheit des ganzen Menschen ausdrückt: in Leib, Seele und Geist. Den Leib hat die moderne naturwissenschaftliche Medizin ausschließlich zu ihrem Forschungsobjekt gemacht; eine für sie eher fragwürdige eigenständige Seele überlässt sie der Psychologie; einen Geist, der sich als Individualität zeigt, ignoriert sie vollständig. Geistes- oder kulturwissenschaftlich wurde der Geist des Menschen ja auch bereits 869 n. Chr. auf einem Konzil der katholischen Kirche in Konstantinopel „abgeschafft", als mit Strafe der Ketzerei verboten wurde, dem Menschen einen eigenständigen Geist zuzusprechen. Der Mensch war nicht länger Trichotomie oder Dreiheit, sondern Dualität von Leib und Seele, wobei letzterer immerhin einige geistige Eigenschaften innewohnten.

Die Wissenschaft des 19. und 20. Jahrhunderts hat dann auch noch die Seele „abgeschafft", indem die Neurowissenschaften alle seelischen und geistigen Eigenschaften des Menschen als Funktionen des Zentralnervensystems definierten, vergleichbar den Sekreten unserer Drüsen! „Es gibt keinen Geist ohne einen Körper" ist das Fazit einer Konferenz hochrangiger Naturwissenschaftler im Beginn des 21. Jahrhunderts. Der Leib ist die einzige Wirklichkeit, Seele und Geist ausschließlich Äußerungen (oder gar „Absonderungen") desselben. Der Psychosomatiker Thure von Uexküll hat in einem Vortrag im Ärzteverein der Hamburger Ärztekammer 1996 die Zeitenlage und die sich daraus ergebende Konsequenz exakt ausgesprochen: „Die Medizin des 20. Jahrhunderts hat den Geist aus sich heraus getrieben, und es ist höchste Zeit, dass sie ihn wieder hereinbittet."

Diese Konsequenz hat Rudolf Steiner mit der von ihm vermittelten Geisteswissenschaft, die er Anthroposophie nannte, beantwortet und eine Welt- und Menschenkunde dargestellt, in der der Geist das schöpferische Urprinzip ist, von dem alles, was in Welt und im Menschen geworden ist, ausgeht und der allem Geschaffenen zugrunde liegt. So ist der Geist auch Schöpfer unseres Menschseins bis in alle Einzelheiten des leiblichen Organismus und des seelischen Lebens hinein, und ist damit auch Kern allen Menschenseins, zugespitzt der „Mensch an sich". Diesen Kern nannte Rudolf Steiner das Menschen-Ich. Dieses gibt allem, was wir Mensch nennen, seine Prägung. Das Ich ist nach Steiner einzigartig und unvergänglich, existiert vor unserer Empfängnis und Geburt und dauert über den Tod hinaus, trägt Ungeborenheit und Unsterblichkeit in sich und sucht immer neue Phasen eines erd-orientierten, leiblichen Lebens, um sich die von der sinnlichen Wahrnehmung gewonnene Erfahrungswelt anzueignen. Es prägt den aus einer Erbströmung kommenden Leib durch seine Einzigartigkeit so individuell, dass auch dieser für die Dauer eines Lebens zwischen Geburt und Tod einzigartig und bis in seine Stofflichkeit unverwechselbar wird. Der Mensch formt durch seine Ich-Tätigkeit in den ersten etwa 20 Lebensjahren den „vererbten" Modell-Leib zum spezifischen Individualleib um. Dass dieser Leib einmalige Wirklichkeit ist, hat sowohl die Transplantationsmedizin feststellen müssen und wurde auch von der Wissenschaft des Immunsystems, der Immunologie, bewiesen. Der schwedische Immunologe Prof. Hans Wigzell brachte diese Tatsache schon während eines Kongresses 1995 in Järna auf den Punkt: „Jeder Mensch hat, das zeigen alle Fakten unserer immunologischen Forschungen, ein einzigartiges Immunsystem, von dem es keine Kopie gibt."

Diese grundsätzlichen Betrachtungen sollen der Bemühung, das Wesen der Leber zu verstehen, vorangestellt sein und vielleicht auch das Verständnis aufschließen, dieses Organ als ein für unsere gegenwärtige Zeit- und Entwicklungsepoche ausschlaggebendes zu entdecken. Denn ein weiteres Evolutionsgesetz kann hier ausgesprochen werden: die Welt und der Mensch sind Werdende, nicht fertig Abgeschlossene. Und so übernehmen bestimmte Regionen oder Organe des Leibes sowie auch Eigenschaften der Seele zu unterschiedlichen Zeitepochen besondere Aufgaben für einen neuen Entwicklungsschritt, der uns weiter in die Zukunft führt.

Wenn wir die Leber umfassend leiblich, seelisch und geistig zu verstehen versuchen, kann sie unmittelbar mit dem anstehenden Entwicklungsschritt der Menschheit in Verbindung gebracht werden. Das hängt mit der Ich-Tätigkeit des Menschen zusammen, insofern er sich seiner selbst bewusst wird, seiner Besonderheit und Einzigartigkeit, und somit in der Lage ist, den Leib bis in die Organe hinein als Instrumente der Seele individuell zu prägen. Das Ich komponiert seine spezifische Lebensmelodie und bringt diese durch Leib und Seele zu Gehör. Warum insbesondere die Leber dazu prädestiniert ist, soll im Folgenden ausgeführt werden.

Wir werden deshalb in diesem Bändchen schrittweise die leiblichen und seelischen Gliederungen der Leber darstellen, ihre Funktionen und Anteile an dem genannten Entwicklungsschritt, und auch ihre besondere Ich-Funktion. Wir werden ansprechen, wie sie in ihrer Tätigkeit von uns bewusst unterstützt und gepflegt werden kann, und schließlich auch einen kurzen Blick auf ihr Erkranken und mögliche Therapien lenken. Im Mittelpunkt wird jedoch die gesunde Leber stehen.

2. Die gesunde Leber

Die Leber ist ein sehr großes Organ mit einem Gewicht von 1,5 bis 2 kg. Sie liegt im oberen Bauchbereich direkt unter den Zwerchfellkuppeln und macht deren Atembewegungen mit, wird also ständig bewegt. Ihre anatomische Gestalt wird als größerer rechter und kleinerer linker Lappen beschrieben, die nicht gegeneinander abgegrenzt sind. Das eigentliche Lebergewebe zeigt eine wunderschöne Architektur unzähliger kleiner, rundlicher Gewebeinseln, den sogenannten Leberläppchen. Die Zellen ordnen sich kreisförmig um eine im Zentrum laufende Vene und sind durchsetzt von vielen kleinen Organellen, die wie Facharbeiter für ihre vielfältigen Aufgaben gesehen werden können. Randständig bilden sich kleinste „kapillare" Gefäße zum Abtransport der in den Leberzellen gebildeten Gallenflüssigkeit, die sich zu größeren Gefäßen, auch Gänge genannt, zusammenschließen, um letztendlich in einem großen Sammelgang, dem *Ductus choledochus,* zu münden. Dieser führt außerhalb der Leber die Gallenflüssigkeit zum Dünndarm und durch eine Abzweigung ebenfalls zu der Gallenblase als „Vorratsorgan". Auch nimmt er den Ausführungsgang der Bauchspeicheldrüse auf, sodass auf der letzten Strecke bis zur Mündung im Dünndarm Gallenflüssigkeit und Bauchspeicheldrüsensaft zusammenfließen. Sie haben eine zentrale Bedeutung für die Verdauung, die sich jenseits vom Magen im Dünndarm fortsetzt. Mit Blick auf die Gallenproduktion wird die Leber oft auch als Drüse bezeichnet, was aber ihrer viel umfassenderen Tätigkeit im Stoffwechsel nicht gerecht wird. Diese Drüsenfunktion ist lediglich ein Teilaspekt ihrer gesamten Funktion.

Hauptfunktion ist der *Stoffwechsel*. Dieser Begriff muss ganz exakt genommen werden, denn die Leber sorgt dafür, dass kein von außen, speziell über den Darm aufgenommener Stoff der bleibt, der er seinem Ursprung nach ist. Er wird aller Eigenschaften „beraubt", wird quasi neutralisiert, was vor allem Aufgabe von Magen, Dünndarm und Bauchspeicheldrüse ist, unterstützt durch die Galle. Die Leber bewertet dann, welche Stoffe dem Organismus nützlich sind, brauchbar, und welche nicht. Diese werden direkt über Galle und Blut wieder ausgeschieden und verlassen den Organismus über Harn und Kot. Die nützlichen Stoffe werden zu Ausgangssubstanzen für den Aufbau der leibbildenden Stoffe, ob Eiweiße, Fette, Zucker, Binde- oder Knochengewebe usw. Konkret gesprochen veranlasst und überwacht die Leber den Aufbau von spezifischem („individuellem") *Menschenstoff.*

Ausdruck für diese höchst „verantwortungsvolle" Arbeit ist, dass die Leber ein organeigenes Immunsystem hat, welches mit dem den Gesamtorganismus überwachenden Immunsystem eng kooperiert, jedoch ganz selbstständig agiert. Die Hauptzellen des Leber-Immunsystems heißen Kupffer'sche Sternzellen, ein schöner Bildbegriff für ihre Funktion, die Besonderheit des Leibes gegen alles stofflich Fremde abzugrenzen und zu schützen. Diese Sichtung und Bewertung aller Stoffe ist eine unmittelbare Ich-Funktion, die Leber Werkzeug und Instrument für das Ich.

Diese differenzierten Aufgaben der Leber werden im Folgenden so dargestellt, dass sie den jeweiligen Leibesgliedern zugeordnet werden, welche die leiblich-organische Seite der Leber beschreiben: eine physisch-stoffliche Leibesebene, eine lebensvermittelnde-funktionale, eine empfindend-beseelte und schließlich eine individualitätstragende-ichbildende Ebene. In der Nomenklatur der Anthroposophie Rudolf Steiners heißen diese Ebenen oder Glieder *Physischer Leib*, *Äther- oder Lebensleib*, *Empfindungs- oder Astralleib* und *Ich-Organisation*.

Die physisch-stoffliche Leibesebene

Diese ist in der Leber eher schwach ausgebildet. Sie ist die „mineralische" Stufe des Leibes, geprägt von Dichte, Festigkeit, Dauer, wie sie stark ausgeprägt beim Knochen vorkommt. Die Leber bleibt fast flüssig; nur das die Leberläppchen miteinander verbindende (*interstitielle*) Bindegewebe sowie eine außen begrenzende und umhüllende Kapsel geben der Leber eine gewisse Form und Festigkeit. Wird diese Kapsel verletzt, droht das Lebergewebe „auszulaufen", eine lebensbedrohliche Situation.

Am stärksten zeigt sich die physisch-stoffliche Ebene der Leber in ihrer Speicherfunktion lebensnotwendiger Stoffe; sie ist wie die gut gefüllte Vorratskammer einer fürsorglichen Hausfrau. Gespeichert werden das Grundeiweiß

Albumin, aus dem sich alle anderen spezifischen Körpereiweiße ableiten lassen, die Blutgerinnungsfaktoren, welche das notwendige Gleichgewicht von Gerinnen und Verflüchtigen des Bluts garantieren, der Zuckerspeicherstoff *Glykogen*, um den zentralen Energievermittler Glukose immer bereitzuhalten. Darüber hinaus Metalle wie Eisen und Kupfer, bestimmte Vitamine und Salze, vor allem Kalium. Auch Blut und Gewebewasser kann die Leber speichern und dem Gesamtorganismus augenblicklich zur Verfügung stellen, wenn dringender Bedarf ist.

Ein weiterer Aspekt dieser Leibesebene ist die schon erwähnte von der Leber ausgeschiedene Gallenflüssigkeit, die in der Gallenblase gespeichert wird. Schaut man die in ihr enthaltenen Gallensäuren unter dem Mikroskop an, sieht man wunderschöne Kristallformen, was die Nähe zum Mineralischen erweist. Diese Gallensäuren bilden eine wichtige Grundlage für die Fettverdauung im Dünndarm. Sie sind so „kostbar“, dass sie nach erfüllter Funktion über die Dünndarmschleimhaut rückresorbiert werden, in der Leber „erfrischt“ oder – mit einem technischen Begriff – recycelt werden und immer wieder zum Einsatz kommen. In der Galle sind aber auch Ausscheidungsstoffe enthalten, die aus in der Milz abgebautem Blutfarbstoff und -zellen stammen, am bekanntesten ist das *Bilirubin*. Diese Abbaustoffe geben dem Kot die typische Färbung. Die Ausscheidungsfunktion der Galle wird auch eine Entgiftungsfunktion genannt, womit ausgesprochen wird, dass die Leber über die Gallebildung solche Stoffe ausscheidet, die dem Gesamtorganismus schädlich sind. Dazu zählen alle chemisch-synthetischen Stoffe, die keiner Natur, sondern menschlichem Verstand und Experiment entstammen, wozu auch die Vielzahl moderner Arzneimittel zählen. Von ihrer Fremdheit befreit sich der Organismus mit der Kraft der Leber, die hierfür auch eng mit den Nieren zusammenarbeitet.

Die lebensvermittelnde-funktionale Leibesebene

Die Verlebendigung des Stoffes bildet einen Schwerpunkt der Leberfunktion auf der leiblichen Ebene. Die Leber ist ein zentrales Lebensorgan, eine Art Mittelpunkt oder „Herz" aller Lebensvorgänge im Gesamtorganismus. Sie ist *Quell und damit Spender der Lebenskräfte*, die uns Kraft und Dynamik geben und Grundlage ständiger Erneuerung (Regeneration) sind. Spezifisch hierfür und verbunden mit allen Stoffwechselvorgängen ist mit einem Begriff Rudolf Steiners der *Klang-* oder *Chemische Äther*, eine von vier Ätherarten, die Vermittler der Physis mit den Lebensvorgängen sind. Er bildet die Grundlage für alle aufbauenden, „synthetischen" Stoffwechselprozesse, für die Bildung aller körpereigenen Stoffe und Gewebe. Man kann ihm das Bild des am Labortisch arbeitenden Chemikers geben, wobei die Intelligenz für diese Tätigkeit aus dem Ich stammt. Für die „heilige" Besonderheit dieser aufbauenden Stoffsynthese hat Rudolf Steiner den erstaunlichen Ausdruck verwendet, den „Labortisch zum Altar zu machen". Er bezog diese Aussage auf die zukünftige, menschengerechte Arzneimittelherstellung, doch lässt sie sich auch auf die Stoffwechseltätigkeit der Leber anwenden. Beiden liegt als christliches Urbild die Transsubstantiation von Brot und Wein zugrunde, ein Stoff-Wechsel höchster Form.

Es ist nahezu unfassbar und unbeschreiblich, welche Vielzahl solcher Stoffwechselprozesse und daraus gebildeter Menschenstoffe von der Leber vollzogen werden, und mit wie scheinbar einfachen Prozessen dieser Chemismus bewältigt wird. Dabei spielt der Klanganteil dieses Äthers eine bedeutende Rolle. Die Leber arbeitet mit den Gesetzen der Musik, die außerhalb des Menschen auch als kosmische Sphärenharmonie existiert. Eine Ahnung von dieser Schöpfungskraft erfasste den Verfasser vom *Silmarillion*, einer Vorgeschichte der Trilogie *Herr der Ringe*. Tolkien ließ die Welt, die gesamte Schöpfung aus einem großen Gesang entstehen, den hierarchische Geister auf Geheiß ihres Urschöpfers, den Tolkien *Eru*, der Eine, oder *Iluvatar* nennt, anstimmen. Schaut man auf die letztlich einfachen Grundstrukturen, aus denen Musik gebildet wird: Tonleitern, eine begrenzte Zahl einzelner Töne, Dur und Moll, die Intervalle usw., und schaut dann auf die unfassbare Vielfalt möglicher musikalischer Kompositionen vom einfachen Volkslied bis zu einer Beethoven-Sinfonie oder einer Oper von Richard Wagner, bekommt man eine Ahnung davon, aus welchen letztlich kosmischen Quellen des „Klangs", der Musik, die Leber ihre schöpferische Fantasie oder Kreativität für den Stoffaufbau nimmt. Wir können die Leber auch ein musikalisches Organ nennen.

Zur Musik gehört immer auch der Rhythmus, und so ist die Leber auch ein sehr rhythmisches Organ. Ein Hauptrhythmus zeigt sich in der ständigen Abwechslung der weitgehend getrennten Aufbau- und Abbauprozesse, die vom pflanzlichen Leben abgeleitet auch „assimilierend“ und „dissimilierend“ genannt werden. Der Aufbau körpereigener Stoffe (Assimilation) findet also zeitlich im Wechsel mit dem Abbau körperfremder Stoffe (Dissimilation) statt. Die aufbauenden Kräfte der Leber sind stark mit den Abendkräften verbunden, die abbauenden mit den Morgenkräften. Im zirkadianen 24-Stunden-Ablauf des Tages kann man annähernd Zeiträume nennen: abbauend ist die Leber von frühmorgens ab etwa 4 Uhr bis zur Mittagszeit gegen 12 oder 13 Uhr tätig; aufbauend ab frühem Nachmittag etwa 15 Uhr bis gegen 3 Uhr in der Nacht. Ihre maßgebliche Ruhezeit als Pause ihrer sonst unermüdlichen Tätigkeit hat sie also von circa 12 bis 15 Uhr und für eine weitere Stunde in der Nacht von 3 bis 4 Uhr. Volksweisheiten wie „ein voller Bauch studiert nicht gern“ oder „nach dem Essen soll man ruh'n oder tausend Schritte tun“ verweisen auf diesen Rhythmus der Lebertätigkeit.

Eine weitere wesentliche Lebensfunktion der Leber zeigt sich in der strömenden Bewegung aller Gewebsflüssigkeiten, der Lymphe und vor allem des venösen (Blut-) Systems. Wir können die Leber geradezu ein „Herz" dieses venösen Blut- und Lymphflusses nennen, das ohne Druck auskommt, weil ihm als Antrieb der Sog, das Saugen zugrunde liegt. Die Leber hat saugende Kräfte, die wir in Polarität zur „drückenden" Schwerkraft auch „saugende Leichtkräfte" nennen können. Rudolf Steiner sprach von „peripherisierenden Kräften", welche sich in Weiten ausdehnen wollen. Auf das Wasser bezogen kennen wir diese Kräfte auch als das Archimedische Prinzip des Auftriebs, oder im Sog einer Meeresbrandung.

Wie konzentriert diese aufstrebenden Leichtekräfte gerade in der Leber sind, erweist sich durch die Tatsache, dass dieses bis zu zwei Kilogramm schwere Organ, nur mit wenigen ganz zarten Bändchen am Zwerchfell befestigt, nicht ein andauerndes nach unten ziehendes Schweregefühl erzeugt, sondern – ständig mit den Zwerchfellbewegungen mitgehend – von uns überhaupt nicht wahrgenommen wird. Würden wir an Stelle der lebendigen Leber ein totes Gewicht von zwei Kilogramm unter das Zwerchfell hängen, würde das eine nicht auszuhaltende Pein verursachen. Mit Blick auf die Eigenschaften des Lebens, welche sich aller bisherigen

Naturwissenschaft entziehen, weil diese sich auf den physisch-mechanischen Standpunkt fixiert, können wir sagen: die Leber *schwebt* im Bauchraum!

Ein seelischer Ausdruck dieser zentralen Aufgabe der Leber, das Verwalten aller Flüssigkeiten des Organismus, der ja zu 80 bis 90 Prozent aus solchen besteht, äußert sich im Durst, so wie es der Hunger durch die Lungen tut (siehe mein Buch *Vom Wesen der Lunge*). Auch die schweren Wasserstauungen bei chronischen Lebererkrankungen (Ödeme und Aszites) zeigen deutlich, dass die Leber den Wasserorganismus dirigiert und ihm Leichte gibt.

Noch eine weitere wesentliche Leberfunktion auf der Lebensebene ist die Zuckerbildung. Zucker in seiner reinsten Form als Glukose oder Traubenzucker ist der Ich-Träger im Leib. Steiner formulierte diese Tatsache in einem kompakten Satz: „Wo Zucker ist, da ist Ich-Organisation, und damit auch Ich-Tätigkeit." Die Ich-Organisation bezeichnet die dichteste Beziehung von Leib und Ich, in ihr hat sich das Ich „verleiblicht". Bei ihrer innigen Beziehung zum Ich ist es der Leber ein tiefes Bedürfnis, immer ausreichend Zuckersubstanz für die Ich-Tätigkeit zur Verfügung stellen zu können. Und sie schafft den Vorratsstoff Glykogen, den sie speichert und nach Bedarf mit Hilfe von Insulin wieder in Glukose verwandelt und bereitstellt. Das substanzielle Äquivalent von Glykogen ist die pflanzliche Stärke, die chemisch ganz ähnlich strukturiert ist und korrekt benannt wird, weil Lebens*stärke* sich auf diese Substanz bei Mensch und Pflanze stützt. Wenn ein Grashalm eine Asphaltdecke durchbricht, haben wir ein direktes Anschauungsbild für das Lebenselement der Stärke. Dieses kann bis ins Zerstörerische gehen, man denke an die Zerstörungskräfte der Verdauung, oder auch an die zerstörende Kraft des Wassers in der Natur, die durch Starkregen und Überschwemmungen oder auch durch Tsunamis erschreckend anschaulich wird. Im Menschen bildet diese vom Leben getragene Stärke die Grundlage der seelischen Kräfte des Willens. Und so ist die Leber auch ein Willensorgan, ganz im Unbewussten, und doch ins Bewusstsein getragen durch Tatkraft und Initiative.

Die empfindend-beseelte Leibesebene

Auch dieses Leibesglied ist vordergründig in der Leber ebenso wenig tätig wie das physisch-stoffliche, „mineralische" Leibesglied. Ihr Luftigsein tritt hinter dem Wässrig-Flüssigen zurück. Ein besonderes Element des Empfindungsleibs ist allerdings stark in der Leber wirksam: die *Ästhetik.* Die Leber zeigt in ihrer ganzen Erscheinung Schönheit, ob als spiegelnd-glatte Kapsel, oder in der erwähnten Architektur ihrer unzähligen Läppchen (in manchen Fachbüchern wird von 100 000 gesprochen; gezählt hat sie bisher niemand!). Auch durch ihr musikalisches Element ist die Leber der Schönheit verbunden. Das mit ihr verbundene Planetenwirken des Jupiters mit seinem irdischen Repräsentanten Zinn *(Stannum)* birgt plastizierende Kräfte, die glatte und rundende Formen schaffen, immer mit Blick auf die Schönheit. Die klassische, griechische Plastik ist dafür ein Beispiel. Die Leber selbst ist Ausdruck dieser Formkraft ebenso wie zum Beispiel auch alle Knorpel- und Gelenkbildung, die mit Jupiter-Wirksamkeit verbunden sind. Auch die Innenhaut der Blutgefäße, so schön *Intima* genannt, ist ein Beispiel dafür. Überall, wo sich im Körper runde, schöne Formen und glatte

Oberflächen finden, ist auch Lebertätigkeit. Was uns aufmerksam macht, nicht nur auf das anatomisch beschreibbare Organ zu schauen, sondern auf dessen Wirkenssphäre, die den ganzen Leib durchdringt. Bei vielen Deformationskrankheiten wie zum Beispiel der Arthrose muss man ursächlich auch an eine gestörte oder behinderte Leberfunktion denken, was zu ganz anderen therapeutischen Überlegungen und Konzepten führt, als bloße symptomorientierte Behandlung vor Ort.

Der Empfindungsleib ist der Träger der zwölf Sinne, die Rudolf Steiner beschrieben hat. In der Leber finden wir konzentriert das Schmecken, den Geschmacksinn. Wie großartig, das Wort Geschmack auch auf die Ästhetik bezogen zu wissen! Die Wahrnehmungstätigkeit der Leber ist eine schmeckende, womit sie in die Welt der Stoffe tief eindringt, sie eigentlich immer auflöst, um dort ihre Besonderheit oder ihr Wesen zu erkennen. Sie schmeckt Qualität, nicht Quantität. Überall, wo im Organismus geschmeckt wird, ist Lebertätigkeit, sowohl im Mund als auch im Magen.

Schon hier kann auf eine Stoffgruppe aus der Pflanzenwelt verwiesen werden, die dieses umfassende, qualitätsorientierte Schmecken fördert: die Bitterstoffe, die später noch ausführlich dargestellt werden.

Mit dem Schmecken kommen wir nun schon in den seelischen Anteil der Lebertätigkeit. Denn in den Empfindungs*leib* taucht die Empfindungs*seele* ein, aus der, vom Ich impulsiert, alle Wahrnehmungsfähigkeit stammt. Es ist ein rhythmischer Atmungsvorgang, keine feste Verbindung von Empfindungsleib und Empfindungsseele. Diese drängt an den Leib heran, im Besonderen an die empfindungs-leiblichen Orte der zwölf Sinne, nutzt sie als Tore zur Welt, nimmt diese in sich auf und kehrt mit einem so gewonnenen Bild in ihre eigene Welt zurück und bildet mit Hilfe der ihr übergeordneten Verstandesseele eine Vorstellung des sinnlich Erlebten. (Zum tieferen Verständnis sei hier das Buch von Albert Soesman *Die zwölf Sinne, Tore zur Welt*, Verlag Freies Geistesleben, empfohlen.) Der Leib (Empfindungsleib) wird so zur Grundlage des seelischen Erfassens der Welt, was wir auch „Er*leben*" nennen. Eindrucksvoll, wie bedeutsam in diesem Wort das Leben auftaucht, welches die Grundlage der seelischen Tätigkeit, des Empfindens, bildet. Diese Wahrnehmungsfähigkeit aus dem Zusammenwirken von Empfindungsleib und Empfindungsseele durchwirkt den ganzen Organismus; überall ist Sinnestätigkeit, jeder Ort kann so wahrgenommen werden. Das alle Wahrnehmungen und ihre Botschaften erfassende und koordinierende Organ ist das Herz; das Blut ist dagegen der Vermittler, auch Informationsträger. Nicht – wie von den Neurowissenschaften gedacht – die Nerven mit dem Koordinationsorgan Gehirn oder allgemeiner gesagt: das Zentralnervensystem. Dieses bringt uns die Wahrnehmungen zum Bewusstsein, lässt das Erlebte in der Wahrnehmung zum Bild ersterben, schafft die Grundlage zur gedanklichen Abstraktion.

Für die Leber, um die es hier geht, gilt das Gesagte nur für das Schmecken. Es ist in ihr eine unbewusst bleibende Wahrnehmung, erst durch die besonderen Nervenelemente im Mundraum wird uns das Geschmeckte bewusst. Deshalb können wir diese Nervenanteile, die auch Geschmacksknospen genannt werden, als Außenstationen der Leber bezeichnen und haben ein weiteres Bild dafür, wie die Lebertätigkeit den ganzen Organismus durchdringt.

Fragen wir nach dem *Gefühlsanteil* des seelischen Lebens, das mit der Leber verbunden ist, entdecken wir das Element der Beständigkeit, das wir auch Treue nennen können. Es spiegelt sich in dem Temperament Phlegma wieder. Eine einmal übernommene Aufgabe, eine eingegangene Verpflichtung, eine begonnene Handlung wird durch dieses seelische Element, für welches die Leber eine organische Grundlage bildet, treu bis zu ihrem Ende oder zum Abschluss gebracht. Erst dann kann etwas Neues übernommen werden. Mit dieser seelischen Eigenschaft verbindet sich auch Zufriedenheit, denn die Tätigkeiten werden ja freudig oder mit Überzeugung übernommen und werden gerne ausgeübt. Vielleicht darf an dieser Stelle eingefügt werden, wie sehr ein solches leiblich-seelisches Sich-Verbinden gestört oder behindert werden kann: wie in unserem Beispiel mangelnde Beständigkeit oder Unzufriedenheit nicht ausschließlich seelische Untugenden sein müssen, sondern auch auf eine gestörte Organfunktion hindeuten können, hier also der Leber. Deshalb spricht man auch davon, wenn jemand schlechter Laune ist, ihm sei „eine Laus über die Leber" gelaufen. Wir werden noch darstellen, wie viele und welche Hemmnisse und Störungen einer gesunden Leberfunktion entgegenwirken können.

Schauen wir noch auf die *Willensseite*, so erleben wir diese in Verbindung mit der Leber als die Fähigkeit, eine Initiative tatsächlich zur

Verwirklichung zu bringen, eine gedachte Tat auch wirklich zu vollziehen. Jeder prüfe sich, wie oft er sich etwas vornimmt, was nie oder nur mit großer zeitlicher Verzögerung ausgeführt wird. Auch hierfür hat die Volksweisheit ein sprechendes Bild: „Der Weg zur Hölle ist mit guten Vorsätzen gepflastert!“ Dieses Willenselement der Leber schafft durch „freudiges Tätigsein“ auch ein starkes Selbstgefühl, eine positive Egoität, nicht zu verwechseln mit Egoismus. Zu sich stehen zu können, „Ja“ zu sich sagen zu können, ist mit dieser Egoität oder dem Selbstgefühl angesprochen. Der Wochenspruch der Michaelizeit aus dem Seelenkalender Rudolf Steiners vertieft das hier Gemeinte in meditativ verdichteter Form:

Natur, dein mütterliches Sein,
Ich trage es in meinem Willenswesen;
Und meines Willens Feuermacht,
Sie stählet meine Geistestriebe,
Dass sie gebären Selbstgefühl,
Zu tragen mich in mir.

Die individualitätstragende Leibesebene

Diese vierte, am meisten dem Geist offene Leibesebene nennt Rudolf Steiner schlicht Ich-Organisation und gelegentlich auch Ich-Leib. Sie ist eine reine Wärmeorganisation, kaum sinnlich oder auch gedanklich fassbar, immer wechselnd-bewegt. Die Verbindung der Ich-Tätigkeit zum Leib erfolgt immer und überall im Organismus vermittels der Seele. Denn die Feuerkraft des Ichs würde den Leib verbrennen, diente nicht die Seele als Puffer. Eine gewisse Ausnahme macht das Blut, das mit seiner Wärme direkter Ich-Träger ist. Ehe wir zur Ich-Leiblichkeit der Leber kommen, muss kurz eine allgemeine Betrachtung eingefügt werden.

Der Leib und alle seine Organe und Gewebe sind über sehr lange Zeiträume und Entwicklungsstufen so gebildet worden, dass sie ichfähig wurden, das heißt dem Ich als Werkzeuge und Instrumente dienen können. So ist die heute existierende Verbindung des Ich mit der Seele und dem Leib in Relation zur zeitlichen Menschenentwicklung vom Keim bis zur heutigen Gestalt noch als sehr jung zu bezeichnen, im Bilde kleinkindhaft. Das bedeutet auch, dass die

Menschenentwicklung noch eine umfassende Zukunft vor sich hat. Das Ich bildet die Gegenwart, eingespannt zwischen den Kräften von Vergangenheit und – das ist wichtig – *realer* Zukunft. Auch hier soll ein kristalliner Satz Rudolf Steiners aus seinem Vortragszyklus *Die Theosophie des Rosenkreuzers* (GA 99) eingefügt werden, der dieses Bild in wenige Worte komprimiert: „Wir sind die Sklaven der Vergangenheit, doch die Herren der Zukunft." In der Gegenwart, die aber einige Jahrtausende umspannt, hat sich das Ich erstmals ganz intensiv mit der Stoffeswelt des Leibes, dem sogenannten Physischen Leib verbunden. Seelische Mittlerin für diese Verbindung ist das Seelenglied, welches Rudolf Steiner die Bewusstseinsseele nennt, der Seelenteil, der sich am direktesten dem Geist und damit auch dem Ich zuwendet. Es ist zugleich auch das Seelenglied, in welchem vom Geistigen aus die Wahrheit aufleuchtet. Das Ich ist in der gegenwärtigen Zeit- und Entwicklungsepoche Wahrheitssucher sowie Stoff- oder Materie-Erforscher zugleich. Diese unglaubliche Spannbreite ist – verständlicherweise – eine Zerreißprobe. Das Ich fühlt sich eingespannt in einem Kräftepaar der Gegenüberstellungen, in ein duales Entweder-oder, aus dem es sich als

Drittes ein Sowohl-als-auch erarbeiten soll Es steht zwischen zwei Polen, also „inter-esse" (dazwischen). Es ist das Interesse, mit dem das Ich die Pole der Gegensätze so verbindet, dass sie eine dreigegliederte Einheit werden können. Dabei wirkt als Seelenkraft der Zweifel mit, der die „Zwei" im Namen trägt, wie die Septime, die ihre Erlösung in der Oktave findet, so der Zweifel in der Wahrheit.

Wir entdecken den Zweifel als eine helfende, in die Zukunft führende Seelenkraft, ohne die unsere moderne Wissenschafts- und auch kulturelle Welt nicht entstanden wären, besonders die Naturwissenschaften und die Welt der Technik. Für diesen Entwicklungsschritt steht das mythologische Bild der Griechen vom Gott Prometheus, der den Menschen das Feuer („Ich") bringt, zu früh – wie die anderen Götter meinen und ihn deshalb an einen Felsen im Kaukasus schmieden. Das führt uns in unserer Betrachtung zurück zur Leber. Denn im mythologischen Bild kommt jeden Tag ein Adler (ebenfalls ein Ich-Symbol), und frisst ein Stück aus der Leber von Prometheus.

Die Leber ermöglicht dem Ich die unmittelbare Begegnung mit der Vielheit der Stoffe, die in ihrer reinen, „elementaren" Form von ihr zubereitet werden. Das Ich erlebt daran die schöpferische Schönheit der Stoffe, so wie der Mensch schöpferische Schönheit erlebt, wenn er sich von der Erscheinung eines Bergkristalls, eines Rosenquarzes oder einer Amethystdruse begeistern lässt.

Die Physik beschreibt für jeden Stoff eine eigene Kristallstruktur. In der Leber werden dem Ich diese kristallinen Strukturen der Stoffe auf ihrer rein mineralischen Ebene präsentiert, und das Ich kommt, im übertragenen Sinne, „aus dem Staunen über deren Vielfalt und Schönheit nicht heraus." Es entdeckt in der geschaffenen „Werkwelt" das schöpferische Prinzip und erlebt dieses auch als sein eigenes Wesen, entdeckt sich als Selbst oder – existentiell ausgesprochen – „Ich bin". Das ist Kernaufgabe der Bewusstseinsseele, die ihre Quelle in der Leber hat, weshalb sich in ihr auch ein ganz eigenständiges Immunsystem bildet. So gesehen ist die Leber das gegenwärtigste Organ unserer Zeitepoche.

Damit sind aber auch große Hindernisse beziehungsweise Versuchungen verbunden. Die positive Kraft des Zweifels kann das Ich zwar nützen, darf sich jedoch nicht an den Zweifel verlieren oder sich ganz von ihm einnehmen lassen. Das führt längerfristig über die Zwischenstufe der Skepsis in die *Ver*zweiflung und macht das Ich handlungsunfähig. Das Ich darf aber auch nicht in seiner Verzückung über die Schönheit und den Formenreichtum der Stoffeswelt verweilen, ohne durch sie erkennend auf die ihr zugrundeliegende Schöpfungswelt zu stoßen, denn nur auf der Gratwanderung zwischen Verzweiflung und Verzückung findet es die Erkenntnis seiner selbst, die Selbst-Erkenntnis.

Verharrt das Ich einseitig bei der Außenseite der Stoffeswelt als „Materie", wird es von derselben ergriffen zum Materialisten, das heißt an die Stelle der Selbsterkenntnis als Teil alles Geistigen tritt die Weltauffassung des Materialismus, in der kein Platz für ein Selbst ist. Wieder wird deutlich, wie unerlässlich die Kenntnis des Wesens der Leber ist, um gegenwärtiger, also präsenter Mensch zu sein, und welche Aufgabe sich stellt, für eine „gesunde" Leber Verantwortung zu übernehmen und diesem Organ dafür richtige Voraussetzungen zu schaffen, es zu hegen und zu pflegen.

Fassen wir die Essenz des Dargestellten noch einmal zusammen, dann erkennen wir, in welcher Weise und auf welchen verschiedenen Ebenen wir dieses Organ in seiner Tätigkeit fördern und unterstützen können. Wir erkennen auch, wie wir oder wie äußere Einflüsse ihr Tun behindern, stören oder gar kränken können. Die Leber haben wir als das gegenwärtigste Organ unserer Zeitepoche kennengelernt, ganz dem sich entwickelnden Ich und seinem Ergreifen des Leibs zugewandt, und darin die Welt, die Natur erlebend, im Besonderen ihre großartige Substanzialität in der Vielfalt ihrer Stoffe und deren Verbindungen. Wir sehen sie als den organischen Lebensquell, besonders verbunden mit dem Chemismus des Stoffwechsels, den Gesamtorganismus vor Fremden, Kränkenden bewahrend, also auch eine wichtige Instanz unseres Gesundseins. Sie nimmt alles Fremde erst in sich auf, bewertet es auf nützlich oder schädlich („gut" oder „böse"), sorgt für den notwendigen Aufbau des individuellen Menschenstoffs in Organen und Geweben, schafft Vorräte für Vieles, was im Organismus benötigt wird und nicht plötzlich fehlen darf, in allem unterstützt von der Sinnestätigkeit des Schmeckens. Sie vermittelt der Seele Beständigkeit und Treue, im Phlegma auch Beharrlichkeit, und in ihrem Willenselement die Kraft, Initiative zu entwickeln und zu verwirklichen. Und sie verbindet sich innig mit der Neuschöpfung der Bewusstseinsseele, durch welche der Mensch, sein Ich, der Wahrheit begegnet und die ihm ermöglicht, aus der reinen Egoität des Selbstes immer mehr zum existentiellen „Ich-Bin“ vorzudringen.

In diesem umfassenden Sinne geschildert kann es doch nur einleuchtend sein, diesem Organ viel Zuwendung zu geben und sein Tun so viel wie möglich zu pflegen und zu unterstützen.

3. Gesundheitserhaltende Pflege

Es gibt ein altes Weisheitswort in der Medizin welches lautet: *„Vorbeugen ist besser als Heilen"*. Und Vorbeugen in diesem Sinne meinte nicht etwa Impfungen und diagnostische Früherkennung, sondern Hege und Pflege des gesunden Organismus und seiner vielen Organe und Gewebe. Dieses setzt voraus, den Organismus und seine vielen Teile, im Besonderen die Organe, auch wirklich zu kennen und von deren spezifischen Tätigkeiten und Bedürfnissen zu wissen sowie Verantwortung für sie zu übernehmen. Denn der Organismus in seinen leiblichen und seelischen Strukturen schafft wiederum die Voraussetzungen dafür, dass wir uns als Mensch erleben und von der Welt abgrenzen können. Auch dafür, dass wir Selbstwahrnehmung von uns haben, und zugleich auch mit der Welt und dem Kosmos kommunizieren können: leiblich, indem wir uns zum Beispiel ernähren, die äußere Luft einatmen; seelisch, indem wir uns an dem Licht erfreuen, an der Farbigkeit der

Natur, an der Bewegungsvielfalt der Tierwelt. Jeder Handwerker pflegt seine Werkzeuge, jeder Künstler sein Instrument. Warum dann nicht auch der Mensch seine Werkstatt Leib und sein künstlerisches Instrumentarium Seele?

Eine Komponente ist übergreifend für die Gesunderhaltung von Leib und Seele ausschlaggebend, für jedes Organ, alle Gewebe, sowie ebenfalls für die Seelenorgane: der *Rhythmus!* Sucht man den Urgrund aller Gesundheit, wird man ihn im Rhythmus entdecken. Die Wissenschaft der Rhythmusforschung, die Chronobiologie oder auch im engeren Sinne die Chronomedizin, hat eine unfassbare Vielfalt rhythmischer Prozesse in allen Lebewesen entdeckt. Gerade auch der menschliche Organismus ist an jeder Stelle bis in die einzelnen Zellen hinein rhythmisch geprägt, ja geordnet. Rhythmus ist eine Lebensfunktion und reines Leben ist durch und durch gesund. So kann auch vom Biorhythmus gesprochen werden.

Auf die Leber geschaut, haben wir ihren großen Grundrhythmus bereits angesprochen: von frühmorgens bis zur Mittagszeit schwerpunktmäßig abbauend-ausscheidend (entgiftend), vom Frühnachmittag bis in die Nacht aufbauend-stoffbildend tätig (s. Seite 20, Die lebensvermittelnde-funktionale Leibesebene). Ihre Ruhezeiten sind kurz, jeweils ein bis zwei Stunden in der Nacht (2 bis 4 Uhr); die gleiche Zeit mittags (14 bis 16 Uhr). Das kann der Mensch bewusst berücksichtigen, wenn er zum Beispiel – wie in vielen südlichen Ländern üblich – eine Mittagspause macht, wenn er so rechtzeitig vor Mitternacht schlafen geht, dass er in der Leberruhephase noch ganz im Tiefschlaf ist. Er kann seine Mahlzeiten so planen und ihnen so viel wie möglich Rhythmus geben, dass ihr Hauptteil als Frühstück und warme Mahlzeit bis früh mittags, in der abbauenden Phase, stattfindet und die Nahrungsaufnahme spätestens bis 18 Uhr abgeschlossen ist. Das sprach die Volksweisheit in dem Satz aus, man esse „morgens wie ein König, mittags wie ein Edelmann und abends wie ein Bettelmann." Unsere moderne Welt hat das überwiegend konterkariert: morgens wird oft kaum gefrühstückt, mittags ein „Snack" zwischen Tür und Angel gegessen („in sich hineingeworfen"), die Hauptmahlzeit erfolgt erst am Abend. Natürlich kann der Organismus sich auf Vieles einstellen, doch bedeutet es für ihn selber Belastung, geschieht wider seine Natur, seines gesunden Empfindens. Dies kann aber für ihn insgesamt, insbesondere aber für die

Leber, auf lange Sicht zu einer Überforderung und Schwächung führen.

Die *Ernährung* ist grundsätzlich für die Leber und ihre Gesundheit von großer Bedeutung. Es ist unmöglich, an dieser Stelle eine umfassende Ernährungslehre einzufügen, doch sollen einige für die Leber wichtige Elemente angesprochen werden. Das betrifft sowohl das „Was" wir essen, als auch das „Wie" wir essen. Es wurde schon erwähnt, dass die Leber mit dem Geschmacksinn vor allem auf die *Qualität* der Nahrung achtet. Das lenkt den Blick auf den heute „biologisch" genannten Teil der Nahrung, womit naturbelassen gemeint ist, also unbehandelt und nicht durch die Wirtschaft und ihrem Gewinnstreben optimiert und manipuliert. Sind die Früchte geerntet worden, als sie am Baum oder Strauch ausreiften, oder pflückte man sie unreif und simulierte während des Transportes aus fernen Ländern eine Nachreifung? Was an unnatürlichen, meist chemisch-synthetischen Stoffen wurde benutzt, um ein Mehr zu erzielen, zum Beispiel auch durch Schädlingsbekämpfung? Da bei mangelnder Ausreifung oft das Aroma, der spezifische Geschmack fehlt, werden künstliche Aromen hinzugefügt, ja auch Farbstoffe, um das Aussehen zu schönen, oder Konservierungsmittel zur Verbesserung der Haltbarkeit. Denken wir auch, was in der Tierhaltung zur Fleischerzeugung heute alles manipuliert wird, bis zur Gabe von Antibiotika in der Mast. Die Leber selbst ist eher Vegetarier, sie liebt das Eiweiß der Pflanzen, weil sie es viel besser aufschließen und verwandeln kann: zum Beispiel das Eiweiß der Getreide, der Gemüse, und auch Milcheiweiß, am allerliebsten, wenn es schon angesäuert wurde, als Quark oder Joghurt. Sie liebt pflanzliches Fett, besonders in der flüssigen Form pflanzlicher Öle, viel mehr als feste Pflanzenfette oder gar tierisches Fett, mit Ausnahme der Butter. Diese Beispiele sollen für das „Was" beim Essen genügen, allerdings braucht es unbedingt noch eine Ergänzung um das Trinken!

Aus der Leber stammt der Durst, sie ist die Herrin alles Flüssigen im Organismus, und da immer Flüssigkeiten ausgeschieden werden, regt sie mittels des Durstes dazu an, dass wieder genügend davon aufgenommen wird, sodass immer ein Ausgleich geschieht. Da es um den Ausgleich geht, kann es keine feste Menge, wie zum Beispiel täglich zwei Liter geben; vielmehr erfolgt durch den Durst und sein Gestilltwerden eine Regulation. Vielleicht hat man stark geschwitzt und braucht dann mehr Nachschub oder hatte Durchfall. Oder man braucht auch einmal weniger, wenn sich kein Durst einstellt. Gerade die Aufnahme von Flüssigkeit ist ein gutes Beispiel, wie wir nicht starren Regeln, die uns vorgegeben werden, folgen, sondern auf die Bedürfnisse des Leibes achten zu lernen sollten.

Ganz wesentlich ist auch das „Wie" des Ernährens. Ist uns bei jeder Nahrungsaufnahme bewusst, dass die Natur und der Kosmos uns ein Geschenk machen? Glauben wir gar, mit dem Erwerben und Bezahlen der Nahrungsmittel sei unsere Schuld ausgeglichen? Die uralte Tradition der Tischgebete verweist auf ein Bewusstsein, das zum Ausdruck brachte, dass der Mensch für jede Mahlzeit danken muss, der schöpferischen Natur, und auch den Menschen, die unsere Nahrungsmittel angebaut, geerntet, zur Nahrung gemacht haben. In unserer Familie lebte ein fröhlich-frecher Spruch: „Der weise Salomoni spricht: ungebetet isst man nicht!" Eine solche Haltung hat Rückwirkung auf uns selbst, zum Beispiel in der Bekömmlichkeit der Speisen, und auch auf alle Nahrungsschaffenden, die ihre Arbeit weiter gerne tun. Da braucht es keinen unmittelbaren Austausch in einer physischen Begegnung oder Dankesbriefe. Das vermittelt sich eher unbewusst aber spürbar.

Wir können uns viele Elemente einer bewusst gestalteten Esskultur vor Augen führen: der schön gedeckte Tisch, uns Zeit geben zu essen, uns auf das Essen konzentrieren und es nicht so nebenher verschlingen. Mit Bedacht essen, gut kauen, den Geschmack bewusst erleben, und eben die gesamte Mahlzeit mit dem Dank durchdringen, den das Tischgebet einleitete, vielleicht auch zum Ende ein schlichtes „Danke" sagen, laut oder leise. Uns auch immer neu bewusstmachen, dass Essen eigentlich eine soziale Bedeutung hat, dass Menschen zum Essen zusammenkommen, gemeinsam essen, auf die jeweilige Gemeinschaft zugeschnittene Menüs essen. Das kann die Gemeinschaft einer Familie sein, eines Handwerkerbetriebs, eines Krankenhauses, eines landwirtschaftlichen Hofs und vieles mehr. Essen in einer Gemeinschaft ist gesünder als wenn man alleine isst! Gespräche beim Essen sollten nur geführt werden, wenn sie Tiefe haben, sollten nicht von der Konzentration auf das Essen ablenken. Es sei denn, es ist ein festliches Menü mit mehreren Gängen, und in den Pausen zwischen ihnen erfolgt ein munteres Gespräch, werden vielleicht Reden gehalten.

In dieser Weise formuliert, wird unmittelbar bewusst, dass unsere heutige Zivilisation das

Angesprochene praktisch unmöglich macht, einfach weil sie überwiegend a-rhythmisch ist, von Hast und Hektik („time is money") sowie von unterschiedlichsten Arbeits- und Unterrichtszeiten geprägt ist. Umso mehr sollten wir anstreben, aus Liebe und Verständnis für unseren Organismus eine solche Esskultur zu praktizieren, sei es wenigstens an den Wochenenden, an Feiertagen, in den Ferien oder wo sich sonst Möglichkeiten auftun. Hier ist guter Wille gefragt und das Weltengesetz wirksam, dass aus Wenig ein Viel wird. Und – wieder mit Blick auf unser spezifisches Thema – die Leber wird es uns danken.

Wir dürfen uns aber auch Helfer suchen, die die Unmöglichkeit eines gesunden Lebens ein wenig ausgleichen; die unser Streben und den guten Willen nicht einfach ersetzen sollen, sondern da, wo eben das Ideal nicht erreichbar ist, die damit verbundenen Defizite ausgleichen. Diese Helfer finden wir in der uns so innig verwandten Natur, mit der wir ja durch eine gemeinsame Entwicklung aus langer Vergangenheit und in eine ferne Zukunft hinein verbunden sind. Es sind besonders die Pflanzen, die hier für Prävention und Ausgleich Helfer sein können. Einige werden beispielhaft für die gesunde Lebertätigkeit kürzest möglich dargestellt.

Schon angesprochen wurden pflanzliche *Bitterstoffe*. Sie schulen die Sinnestätigkeit der Leber, also das Schmecken von dem Wesen des Stoffes, seiner Qualität, schärfen ihr Bewusstsein für die Unterscheidungsfähigkeit von nützlich und schädlich. Sie haben eine große Affinität zu dem Menschen-Ich, wirken von ganz wachem Bewusstsein („Präsenz“) bis in die Tiefen organischen Bewusstseins, welches dem Tiefschlaf entspricht. Eine solche Stufenfolge bilden beispielsweise der **Wermut** mit höchster Wachbewusstseinsstufe, gefolgt vom **gelben Enzian**, der schon in tiefere Bewusstseinslagen der Verdauung im Magen reicht, dem weniger bekannten **Ackergauchheil** (*Anagallis arvense*), dessen Wirksamkeit sich im Dünndarm in Verbindung mit der Bauchspeicheldrüse und ihren Enzymen entfaltet, bis hin zur **Wegwarte**, die unmittelbar im Stoffwechselgeschehen der Leber wirksam wird, in einem Bewusstsein, welches dem Tiefschlaf gleicht. Sie ist für die Leber das ideale Bittermittel, weshalb sie etwas ausführlicher beschrieben werden soll.

Die Wegwarte

Die Wegwarte (*Cichorium intybus*) gehört zu der großen Familie der Korbblütler, ein naher Verwandter ist der Löwenzahn (*Taraxacum officinale*), der auch eine enge Beziehung mit der Leber hat, doch mehr Arzneimittel als Vorbeugemittel ist. Beide bilden einen auffälligen „milchigen“ Saft, der die Stängel durchzieht. Beiden gemeinsam ist auch die tiefe Verbindung mit der Erde durch eine kräftige Pfahlwurzel und die schöne Blütenbildung, gelb der Löwenzahn, blau die Wegwarte. Deutlich unterscheiden sich beide in Stängel und Blattbildung: beim Löwenzahn ist alles üppig und „fleischig“, bei der Wegwarte sind Stängel und Blätter stark verzweigt, „spissig“, fast holzig. Wendet sich der Löwenzahn mehr dem aufbauenden Stoffwechsel zu, so die Wegwarte dem abbauenden. Dafür ist eine entscheidende Fähigkeit ihr analysierendes Bewusstsein, welches sich auf die Sinnes-Nerven-Prozesse stützt und Wahrnehmung ermöglicht. Ihre wesentlichen, diese Tätigkeiten fördernden Inhaltsstoffe sind, neben den Bitterstoffen, Kiesel und Kalium; Kiesel in enger Beziehung zu aller Sinnesfunktion, Kalium als wesentliches Alkalimetall in der Leber, eng verbunden mit ihren Lebensvorgängen. Rudolf Steiner hat gegenüber Ärzten und Pharmazeuten die Wegwarte mehrfach angesprochen. Er charakterisiert sie als eine „Imitation“ des menschlichen Gallebildungsprozesses, aber auch als eine bis in die Sinnesregion wirksame Pflanze. Die erwähnte Möglichkeit der Schulung der Wahrnehmungsfähigkeit der Leber wird damit ebenso deutlich, wie die analytische, die Ausscheidung anstoßende Funktion.

Besonders anrührend ist die Genügsamkeit der Wegwarte, und auch ihre Beziehung zur Sonne. Sie kann auf kargen Böden wachsen, wird oft an Weg- oder Straßenrändern gefunden, lässt sich offenkundig von Lärm und Gestank der Autos nicht beeindrucken; sie ist ein der Autarkie der Leber ähnliches Wesen. Ihre blaue Blüte verbindet sie nach Rudolf Steiner mit den Planetenkräften des Saturns, doch ist sie vollkommen gerichtet auf die Sonne. Denn ihre Blüte schaut am Morgen gen Osten, den Aufgang erwartend, bewegt sich im Tagesverlauf mit ihrem Gang bis zum abendlichen Untergang im Westen und verwelkt dann, lebt also nur jeweils einen Tag. Die Blühfähigkeit der Wegwarte ist jedoch so stark, dass sie jeden Tag voller neuer Blüten ist, sodass dem nicht ganz aufmerksamen Betrachter dieser tägliche Wechsel entgehen kann. Denken wir schließlich an die eingangs erwähnte tiefe Verwurzelung, so ist die Wegwarte ein starkes Bild für die innige Verbindung von Erde und Sonne, wie sie auch in der Doppelheit von Erdenmensch und Geistesmensch anschaulich wird.

Ganz praktisch gesprochen: die Wegwarte kann helfen und die Schwächung der Leber ausgleichen, wenn der Mensch aus seinen Lebensumständen heraus wenig Möglichkeiten hat, so die Nahrung aufzunehmen, wie wir es im Idealfall des Gesunden beschrieben haben. Und das dürfte viele Menschen betreffen. Man nehme dann z. B. einmal im Vierteljahr, vielleicht den mittleren Monat, während vier Wochen morgens und mittags je zehn Tropfen *Cichorium intybus planta tota D3* (z. B. DHU) in etwas Wasser und begleite diese Medikation mit liebevollen Gedanken an die tüchtige Leber, die heute – wie wir noch hören werden – gegen so viele Hinderungen und Hemmnisse anarbeiten muss.

Seelenpflege

Schauen wir einen Moment noch auf die seelenverbundene Tätigkeit der Leber, ehe wir den Blick auf Einwirkungen lenken, die sie stören oder hemmen.

Es waren besonders die Beständigkeit oder Treue, die wir für die Zusammenwirkung der Leber mit der Seele, im Speziellen der Empfindungsseele, erwähnten. Wie unverbindlich oder beliebig ist in unserer Zeit so Vieles geworden, welches früher mit Beständigkeit oder Treue verbunden war. Sei es das Berufsleben, die Familie auf dem Boden eines Eheversprechens, sichere Vorstellungen der Zukunftsgestaltung, damit übernommene Aufgaben und Verantwortung, auch für das soziale Leben: selten verbinden sich diese heute mit der inneren Verpflichtung, dem einmal Eingegangenen verbunden zu bleiben. Gleiches gilt für die Initiativen, die zur Tat werden sollten. Wie viele gute Vorsätze werden heute verkündet, ohne je verwirklicht zu werden? Man denke nur an das politische Leben und dessen Parteiprogramme. Die Natur, der Kosmos lehren uns Menschen, was Beständigkeit ist, in der die Wiederholung des Gleichen zentrales Element ist, Beliebigkeit oder Unzuverlässigkeit nicht existiert. An ihr können wir uns orientieren und nicht immer nach Neuem, Anderem, Besserem suchen, rastlos, nie wirklich zufriedengestellt. So ungewohnt das zu denken ist: für die Arbeit der Leber sind solche positiven seelischen Eigenschaften von großer Bedeutung. Manches Krankwerden der Leber hat seine ersten Veranlagungen in dieser seelischen Komponente, eine wirkliche – nicht nur gedachte – psychosomatische Wurzel. Deshalb wirkt ein bewusst geschultes Seelenleben auch gesunderhaltend. Und wenn sich das durch die Lebensumstände nicht vollumfänglich in den Alltag umsetzen lässt, kann ihm entgegengewirkt werden, indem man ein übender Mensch wird. Beständigkeit kann man üben, indem man zum Beispiel ganz regelmäßig und treu eine Pflanze oder einen Baum aufsucht und ihnen Zeit widmet, in Trockenzeiten eine Kanne Wasser bringt. In dem man jeden Tag zu einer bestimmten Zeit eine Pause einlegt, sich auf einen selbstgewählten Inhalt konzentriert: auf ein Bild, einen Text, ein Gedicht, ein Gebet. Dieses im weitesten Sinne meditative Leben kann unglaublich viel ausgleichen, was wir uns und unserem Organismus durch das auch oft ganz von außen bestimmte Leben schuldig bleiben.

Gleiches gilt auch für das eigentliche geistige Leben. Die Zeitepoche fordert von uns den Kern unseres Seins, unser eigentliches Wesen, immer bewusster wahrzunehmen. Der schon in der Zeit des klassischen Griechentums als Weisheit des Gottes Apollo auftauchende und an seine Tempel als Inschrift gemeißelte Satz „Mensch, erkenne dich selbst“ verwirklicht sich in einer Zeit, die mit dem 15. Jahrhundert und der von da an wirkenden Aufklärung begann und bis ins vierte Jahrtausend andauern wird. Der Mensch ist zur Einzelperson, zur besonderen Individualität von der Schöpfung veranlagt und tritt immer mehr aus einer Gruppengebundenheit, ob als Familie, Geschlecht, Volk oder anderem heraus, stellt sich auf eigene Füße und wird „er selbst“. In der Medizin haben wir dafür einen großartigen Beleg durch die junge Wissenschaft der Immunologie, die erst vor gut 40 Jahren ins öffentliche Bewusstsein trat und als ihr Zentralgesetz verkündete: „Das Selbst erkennt alles Nicht-Selbst.“ Oder – wie es ein moderner Universitäts-Immunologe formulierte – „Unsere Wissenschaft zeigt, dass jeder Mensch sein einzigartiges Immunsystem hat, von dem es keine Kopie (in einem anderen Menschen) gibt.“

Eine gesunde tätige Leber braucht den geistigen Impuls eines sich und seiner Besonderheit bewussten Selbstes, sie wirkt in einer Art Unabhängigkeit vom übrigen Organismus, und hält sich diesem doch eng verbunden. Sie ist damit Vorbild für unser Selbst, das sich ebenso seiner Besonderheit, ja Einmaligkeit bewusstwerden soll, und zugleich erkennt, dass es nur existieren kann auf dem Grund der Sozialität, der Gemeinschaft von Mensch, Natur und Kosmos. Das formulierte Rudolf Steiner in ein Spruchwort, das ständiger Begleiter in dem Lebensstreben sein kann, ein „Selbst“ in Gemeinschaft vieler anderer „Selbste“ zu sein, musikalisch und damit „lebernah“ ausgedrückt „seine eigene Lebensmelodie“ im Orchester vieler anderer zu spielen und in Einklang zu bringen:

Heilsam ist nur, wenn
Im Spiegel der Menschenseele
Sich bildet die ganze Gemeinschaft
Und in der Gemeinschaft
Lebet der Einzelseele Kraft.

Schädigende Einflüsse vermeiden

Einige spezifische Schädigungs- oder zu mindestens die Lebertätigkeit für einen gesunden Organismus schwächende Einflüsse sollen hier noch gesondert aufgeführt werden, denn diese lassen sich weitgehend vermeiden.

Das ist an vorderster Stelle der Alkohol. Seine negative Wirkung geht in zwei Richtungen: zum einen drängt er sich nach ganz vorne in der abbauenden Lebertätigkeit, beansprucht einen Großteil dieser Kräfte, auch ihre Oxidationsprozesse, sodass alle anderen Stoffwechselprozesse zurücktreten müssen oder gar nicht vollzogen werden können, was dann zu Ablagerungen, im Bilde ausgedrückt zu organischen „Müllhalden" führt (Fettleber); zum anderen verdrängt er die Ich-Tätigkeit in der Leber und bildet eine Art Gegen-Ich, das zur Gruppenhaftigkeit tendiert und seelisch Triebe, Instinkte, Begierden und Leidenschaften bloßlegt. Die oben genannte Entwicklung zum selbstbewussten Ich wird damit ausgebremst, kommt zum Stillstand oder erfährt gar einen Rückfall. Alkohol hatte in der Entwicklungsgeschichte der Menschheit eine wichtige Aufgabe; man denke an das mythologische Bild des Dionysos, oder –

viel weiter zurück – an Noah. Der Alkohol war ein strenger Trainer der Ich-Entwicklung, der dieses aus seiner kosmischen Abstammung zur Erdenerfahrung führte. Diese „heilige“ Aufgabe wird noch einmal betont in dem Wunder der Hochzeit von Kana, wenn Jesus Christus Wasser in Wein verwandelt. Der Alkohol bekommt aber erst beim Abendmahl am Gründonnerstag eine entscheidende Aufgabe, wenn er in das Blut Christi verwandelt wird.

Für den sich seines Selbst bewussten Menschen hat der Alkohol seine Weltenmission erfüllt, er kann an seine Stelle nun die Verbundenheit mit Christus setzen. Wenn er ihn dennoch weiter trinkt, tut er das nur aus Genuss oder vielleicht mit der Absicht, sein Ich zu betäuben. In ersterem Fall ist es dann eine Frage des rechten Maßes, er muss exakt erkennen, wie stark sein Ich ist, das Widerstreben des Alkohols zu überwinden und daraus Kraft gewinnen.

Nach wie vor bildet unser Organismus in seiner Stoffwechselwelt selbst Alkohol, in nur scheinbar geringen Mengen. Und doch hat schon hier das Ich ein Übungsfeld der Überwindung, sodass immer zu klären bleibt, wie viel mehr Kraft eingesetzt werden kann und möchte, wenn zusätzlich Alkohol von außen hinzukommt. Das ist eine offenkundige Bewusstseins- und Erkenntnisfrage!

Ein weiteres Schädigungselement verbindet sich mit dem aus Sicht der Leber notwendigen und idealerweise auch von ihr gesteuerten **Aufnahme der Flüssigkeit**. Da ist es heute eine für die Leber negative Entwicklung, dass so viel und regelmäßig kalte Getränke konsumiert werden, oft direkt aus dem Kühlschrank. Ein solches Getränk muss so rasch wie möglich im Organismus auf die gesunde Körpertemperatur von im Mittel 37° Celsius erwärmt werden, was anderen Bereichen Wärme entzieht, am meisten der Leber selbst. Sie wird oft als das wärmste Organ im Organismus bezeichnet, was nicht zutrifft, wenn man ihre Temperatur misst. Doch sie braucht für ihre Stoffwechseltätigkeit viel Wärme, ist ein Ort großen Wärmeverbrauchs. In einer älteren Physiologie der noch klinisch-anschaulichen Medizin bis weit ins 20. Jahrhundert hinein wurde der Satz gelehrt „In der Leber verbrennen die Kohlenhydrate im Feuer der Fette." Ein wirklich anschauliches Bild, dass es Feuer braucht, damit die Leber ihre Stoffwechseltätigkeit leisten kann. Natürlich ist das kein Feuer wie in einem Ofen, sondern eins auf der Lebensebene, der Lebenswärme. Und derer beraubt sich der Mensch, der regelmäßig kalte Getränke trinkt. Lauwarm wäre ideal für die Leber, weshalb der warme Tee als Kräutertee ein aus ihrer Sicht ideales Getränk ist.

Doch nicht nur die Wärme spielt eine Rolle, auch die **Wahl der Flüssigkeit** selbst. Seit Urzeiten ist das Wasser das am meisten menschengemäße Getränk, allerdings als Quell- oder Brunnenwasser, schon weniger als das heute „aufbereitete" sogenannte Trinkwasser oder das künstlich mit Kohlensäure versetzte Mineralwasser. Doch auch reines Wasser muss von der Leber verwandelt werden. Es wird wie alle von außen aufgenommenen „fremden" Stoffe zu einem letztlich lebendigen Menschenwasser umgewandelt. Es kann (und darf) nicht so bleiben wie es ist. Auch das bedeutet Arbeit für die Leber. Wie viel mehr erst solche Getränke, die keine natürlichen Stoffe enthalten, wie zum Beispiel das ganz unserer Zeit entsprechende Coca-Cola. Es geht hier nicht um vereinfachende Bewertungen im Sinne von gut und schlecht, sondern nur um das Bewusstmachen der jeweiligen Arbeitsintensität der Leber. Und – um es etwas provokativ zu formulieren und doch Wirklichkeiten beschreibend – wie viel schwieriger muss es sein, aus Coca-Cola oder anderen synthetisch hergestellten Getränken lebendiges Menschenwasser zu machen als aus einem Bergquellwasser!

Noch eine Gewohnheit kommt erschwerend hinzu: der **fehlende Rhythmus**. Es ist heute üblich, auch als Erwachsener den ganzen Tag an einer Art Nuckelflasche zu hängen und permanent in kleinen Portionen zu trinken. Was schon beim Stillen des Säuglings von größter Wichtigkeit ist, dass es in rhythmischen Abständen erfolgt, gilt für das ganze Leben bis ins Alter. Ideal wäre es, nur dann zu trinken, wenn der Durst sich meldet, um ihn zu stillen. Das Problem ist: erschreckend viele Menschen kennen Durst nicht mehr, oder nur im Zusammenhang extremer Situationen. Das ist aber ein Hinweis, dass die Leber heute in ihrer Beziehung zur Flüssigkeitsaufnahme bereits deutlich gestört ist, was sich vielleicht auch in den zunehmenden Trockenheits-(*Sicca-*)Syndromen äußert wie trockene Augen, Haut und Schleimhäute, mangelnde Speichelbildung und – noch allgemeiner – gestörter Drüsenfunktionen, die für ihre Sekretbildung ja immer neue Flüssigkeitszufuhren benötigen. Aus Sicht der Leber sollten wir uns schulen, mit wachem Bewusstsein einen Trinkrhythmus aufzubauen, zum Beispiel alle ein bis zwei Stunden ein Glas Wasser oder Vergleichbares zu trinken. Wieder gilt: die Leber wird es uns danken.

Ein ganz großes, zunächst kaum lösbar scheinendes Problem ist heute die Aufnahme naturfremder, überwiegend chemisch-synthetischer Stoffe. Besonders tückisch sind die **Zusatzstoffe** in unseren Lebensmitteln, die etwas vortäuschen, was nicht der Wirklichkeit entspricht, zum Beispiel einen Erdbeergeschmack im Joghurt, ohne dass auch nur eine Erdbeere darin enthalten ist. Ohne auf diese Täuschung weiter einzugehen: für die Leber ist es ein konkretes Erleben. Sie schmeckt Erdbeere, stellt ihren Stoffwechsel darauf ein, sie zu verdauen, aber es ist gar keine Erdbeere da! Auch wenn das jetzt ganz unwissenschaftlich klingt, so ist es hochwissenschaftlich, das heißt wahr: die Leber wird enttäuscht! Und in dieser Seelenstimmung lässt sich für ein Organ schlecht arbeiten, umso mehr, wenn sich solches Geschehen immer wieder und neu einstellt.

Entsprechendes gilt für **synthetische Arzneimittel**. Sie sind keine Täuschung wie die Geschmackstoffe, sondern Anforderung, Stoffwechselwege zu entwickeln, Fremdheit zu entschlüsseln und zu verdauen. Dabei entstehen aus „Unerfahrenheit“ oft Zwischenprodukte, die für die Leber oder auch andere Organe schädlich sind. Ein Beispiel sei das weit verbreitete Schmerz- und Antifiebermittel Paracetamol, ein echtes Lebergift. In großer Menge kann es zum tödlichen Leberversagen führen, wie es in vielen Fällen, nicht selten in suizidaler Absicht, durch viel zu hohe Dosen nachgewiesen wurde. Ist es wirklich zu Ende gedacht, dass es in kleinen, sogenannten therapeutischen Dosen „harmlos“ sei? Ist ein bisschen Rattengift, das nicht tödlich wirkt, unschädlich?

Auch für diese Arzneistoffe muss, wie für den Alkohol und die Flüssigkeitsaufnahme, ein neues Bewusstsein entwickelt werden: nicht alles gleich über Bord zu werfen, aber umso mehr eine neue Verhältnismäßigkeit zu bilden; einen geförderten biologischen Anbau und Herstellung von Lebensmitteln; die volle Integration bewährter Arzneimittel aus der komplementären Medizin; viel eindeutigere Deklarationen verwendeter Zusatzstoffe und dergleichen mehr. Als Fernziel ein ethisch geprägtes Wirtschaftsleben, das im Interesse der konsumierenden Menschen produziert und nicht mit höchster Priorität eigenen Gewinns. Beispiele dafür gibt es schon zahlreiche. Und warum alle Gedankenkraft und viel Geld in „saubere“ Energieherstellung investieren und nicht das Gleiche auch für eine gesunde Menschheit? Es ist eine gesicherte „wissenschaftliche“ Erkenntnis, dass ein Großteil moderner Erkrankungen im Zusammenhang mit den Auswüchsen der industriell-technischen Entwicklung steht, die auch Zivilisation genannt wird. Hier grundlegende Änderungen zu schaffen, fängt bei jedem einzelnen Menschen an: wie er auf sich selber schaut, Verantwortung für die eigene Gesundheit übernimmt und selbst bestimmt, was er konsumieren möchte und vieles mehr.

Um der Auflistung schädigender Einflüsse einen tröstlichen Abschluss zu geben: wir sprechen von der Leber, von ihrer Tätigkeit für den gesunden Organismus, von ihren Bedürfnissen. Verglichen mit den meisten anderen Organen kann die Leber als sehr robust bezeichnet werden. Es braucht einiges, um sie dauerhaft zu schwächen, gar krank zu machen. Das hängt mit ihrer zentralen Stellung im Lebensorganismus zusammen, ihrem „strotzenden“ Leben, das sich auch in einer unfassbaren Regenerationsfähigkeit zeigt, sodass – wie erlebt – auch bei einem 80-Jährigen nach Teilentfernung des rechten Leberlappens wegen eines solitären Tumors ein Jahr später die Leber sich in der Ultraschalluntersuchung fast wieder so komplett zeigte wie vor der Operation! Es hat aber auch mit ihrer Autarkie gegenüber dem Organismus zu tun, so dass Schädigungen in diesem von ihr nicht aufgenommen werden (eigener Blutkreislauf). Und als Drittes: ihre innige Verbindung mit dem Ich. Denn dieses Ich ist urgesund!

Die Artischocke

Am Schluss dieses Kapitels zur Gesunderhaltung der Leber und bevor wir einen Blick auf ihr Kranksein werfen, soll eine Pflanze stehen, von der der liebevoll anschauende Blick des Arztes sagen kann: sie hat die Schöpfung ganz und gar für die Leber geschaffen. So wie der Weißdorn für das Herz, der Schachtelhalm für die Nieren, um zwei weitere Beispiele zu nennen, ist die Artischocke (*Cynara scolymus*) zur Gesunderhaltung der Leber geeignet. Und insbesondere als vorbeugende Unterstützung. Ihr Geschwister, auch aus der Familie der Distelgewächse, ist die Mariendistel (*Silybum marianum*). Sie steht ganz auf der Seite des Heilmittels, ist Helferin, wenn die Leber bereits krank geworden ist. Ihr werden wir später begegnen.

Die Artischocke zählt zur großen Familie der Korbblütler, aus der viele Heilpflanzen stammen. Sie gehört zu einer Unterfamilie, den Distelgewächsen. Diese sind durch ihre Haken- oder Sporenbildungen charakterisiert, welche „stechen" können, überwiegend aber nicht an den Stängeln ansetzen wie bei den Rosengewächsen, sondern direkt am Blatt. Die Artischocke ist eine große Pflanze, sie kann mehr als zwei Meter hochwachsen, und sie braucht viel Wärme, ist also eine typische Pflanze des Südens Europas, zum Beispiel Italiens. Sie bildet große, breite Blätter, schöne Wurzeln und die ganz typische Distelblüte: unzählige, meist rötliche Röhrenblüten, aufrecht auf einem Blütenboden stehend, dem Korb. Dieser verwandelt sich in der Fruchtbildung in einen breiten „fleischigen" Boden, der mit einer Fülle von auf ihm angeordneten Schuppenblättern das typische Gemüse bildet, das wir im engen Sinne Artischocke nennen. Oft wird auch von Artischockenherzen gesprochen. Sie ist ein großartiges Nahrungsmittel, sowohl geschmacklich als auch durch ihren pflanzlichen Eiweißreichtum. Der Boden ist aber nicht der arzneilich wirksame Bestandteil, den bilden die Blätter. Ihre Inhaltsstoffe haben einen guten Bitterstoffgehalt und typische Polyphenole und sogenannte Kaffeesäuren. Sie haben eine *cholagoge* Wirkung, das heißt sie unterstützen die Gallebildung in der Leber. Sie wirken also bei ihrer abbauend-ausscheidenden Tätigkeit mit, auch im Analysieren der Stoffe und der Ausbildung richtiger Stoffwechselwege. Sie haben eine besondere Beziehung zur Verdauung der Fette, die wiederum der Wärmebildung in der Leber dienen, ihr Stoffwechsel-Feuer bilden. Neuere Untersuchungen konnten zeigen, dass Spezialzubereitungen mit konzentriertem Gehalt getrockneter oder auch frischer Artischockenblätter sehr wirksam und nachhaltig einen gestörten Cholesterinstoffwechsel zum Gesunden hin verändern.

In ihrer Möglichkeit, die abbauende (dissimilierende) Lebertätigkeit zu unterstützen und damit zu entlasten, also vorbeugend zu helfen, sind aber Artischocken-Frischsäfte (z. B. Schönenberger oder Holle) geeigneter, die bessere Verordnungsform. Zweimal im Jahr, gerne im Frühjahr und im Herbst, für vier bis sechs Wochen morgens und mittags je ein Esslöffel eines solchen Artischockensafts nüchtern, das heißt vor den Mahlzeiten, eingenommen, ist Labsal für die angestrengte Leber. Wenn wir die Einnahme mit diesem Bewusstsein vollziehen, zugleich auch mit unserem Dank verbinden, ist die Effizienz noch um Vieles gesteigert.

So gibt es viele Möglichkeiten, der Leber für ihre Lebensaufgabe liebevolle Unterstützung zu geben, in einer für sie eher feindlichen Welt, die doch so stark ist, dass dieses wunderbare Organ häufig erkrankt.

4. Lebererkrankungen

Von außen gesehen kommen Entzündungskrankheiten und Ablagerungskrankheiten besonders häufig in der Leber vor, kaum aber Allergiekrankheiten und selten primäre, also dort ursächlich entstehende Geschwulstkrankheiten. Andererseits ist die Leber häufig Ort einer Metastasierung eines anderen Organkrebses, zum Beispiel bei Dickdarm- oder Brustkrebs. Es werden im Folgenden diese Grundkrankheiten und ihre Ursachen beschrieben und auch ein Blick auf die Therapie gerichtet, dem Umfang dieser kleinen Schrift einer *Schlanken Reihe* gemäß. Es wird jedoch auch auf Krankheitstendenzen geschaut, die nicht *in* der Leber auftreten, aber Ausdruck ihrer gestörten Funktion sind. Das sind vor allem Stauungs-, Trocknungs- und Schwerekrankheiten. Beginnen wir mit den entzündlichen Lebererkrankungen, den sogenannten Hepatitiden.

Entzündliche Lebererkrankungen (Hepatitis)

Es wurde ja gesagt, von außen geschaut spricht die Wissenschaft von einer Leberentzündung. Sie hat aber selbst schon vor etwa 50 Jahren entdeckt, dass die Entzündung in der Leber eine gesteigerte Reaktion der Abwehr von zu unrecht eingedrungenen Krankheitserregern ist, bei denen es sich um unterschiedliche Viren von verschiedenen Virusstämmen handelt. Viren finden nur dann einen Zutritt, wenn an einem Ort im Organismus eine Kältung eingetreten ist; am Beispiel der Leber, wenn die notwendige Wärme, speziell als Lebenswärme, gravierend und nachhaltig reduziert wurde. Richtigerweise müsste man also von Kältungs- oder Erkältungskrankheiten der Leber sprechen und feststellen, dass sich das Organ spontan durch mehr Feuer, das heißt Entzündung, von den Eindringlingen, sprich Viren, befreien will, was auch viel öfter, als bemerkt wird, erfolgt.

Die gutartige Form der *Hepatitis* (wir werden sie weiter so nennen), die epidemisch-ansteckende Form, welche die „fantasievolle" Bezeichnung Hepatitis A erhielt, ist so verbreitet, dass etwa zwei Drittel der erwachsenen Bevölkerung in Deutschland sie durchgemacht hat, die allermeisten, ohne es zu wissen. Diese hohe Durchseuchung entdeckte man durch den Nachweis von Antikörpern, welche immer ein Hinweis auf eine durchgemachte Infektionskrankheit sind. Denken Sie an die beiden Belastungen der Leber, die dargestellt wurden: der Wärmeräuber Alkohol und die eiskalten Getränke. Doch auch vom Seelischen kann die Leber gekältet werden: durch mangelnde Initiative, durch rein oberflächliches Schmecken („mit den Augen essen"), durch andauernde Unbeständigkeit, Beliebigkeit, auch Gleichgültigkeit. Genau geschaut, befindet sich die Leber in einer andauernden gesunden Entzündung, denn diese ist ein physiologischer Zustand, der zum Beispiel auch bei der Verdauung und bei vielen Stoffwechselprozessen vorkommt. Die Entzündung muss therapeutisch angefeuert werden, das heißt die bereits autonom erzeugte Entzündung muss unterstützt, *angeregt* (und nicht unterdrückt) werden. Doch muss sie therapeutisch gesteuert werden, damit sie heilsam bleibt und nicht schädigend wirkt. Dafür hat die naturwissenschaftliche Medizin keine Arzneimittel. Sie konzentrierte sich einseitig auf solche, die das begleitende Fieber bekämpft, treibt also den

Teufel mit dem Beelzebub aus. Paracelsus wird der Satz zugeschrieben „Gebt mir ein Mittel das Fieber macht, und ich heile euch alle Krankheiten." Die Medizin sollte endlich grundsätzlich begreifen, dass Fieber primär Ausdruck heilender, wiederherstellender, oft auch erneuernder Kräfte im Organismus ist, und deshalb unterstützt und nicht bekämpft werden sollte. Etliche Forscher haben das erkannt und publiziert, doch in der täglichen Praxis ist das nicht angekommen, da werden immer noch zuerst Antibiotika und Antiphlogistika (entzündungshemmende Mittel) verordnet.

Während die Hepatitis A eine sehr hohe Spontanheilungsquote hat, erweisen sich zwei weitere Virushepatitisformen in der Bekämpfung offensichtlich als schwierigere Gegner: die Hepatitis B und C. Beide tendieren zu chronischen Verläufen, die spontane Entzündung reicht nicht aus, die Eindringlinge zu eliminieren, entweder, weil die Leberwärme tiefgreifender gestört ist, oder weil die eingedrungenen Viren hartnäckiger und wehrhafter sind. Es entwickelt sich ein Status quo in der Auseinandersetzung von Entzündung und Virus, statt befreiendem Feuer (Fieber) entsteht allmählich ein zerstörender Schwelbrand. Andauernd geht

Lebergewebe zugrunde, kann nicht erneuert werden, es wird narbig von Bindegewebe ersetzt. So entsteht das Endstadium der *Leberzirrhose* (im Volksmund Schrumpfleber genannt), und mit ihr ein andauernder Funktionsverlust der Leber mit schwerwiegenden Konsequenzen.

Aus allem wird deutlich, dass anders und vor allem so früh wie möglich therapeutisch eingegriffen werden muss, um die spontanen „natürlichen" Heilkräfte der Leber so zu begleiten, dass Heilung eintritt. Es muss *mit* dem Organismus und seiner Genialität gearbeitet werden, nicht *gegen* sie (was durch den Vorsatz „Anti-" in vielen Arzneimittelbezeichnungen ja präzise zum Ausdruck kommt).

Bei der stark zur Spontanheilung tendierenden **Hepatitis A** braucht es nur eine die Selbstheilungskräfte unterstützende und begleitende Therapie. Zur Entlastung der Leber wird körperliche Schonung, zu Beginn vielleicht auch Bettruhe verordnet, und eine leichte Kost, idealerweise vegetarisch mit viel Blattgemüsen, kein Kohl oder Hülsenfrüchte (um andeutend Beispiele zu nennen). Therapeutisches Hauptmittel ist hier der feuchtwarme Leberwickel mit einem Auszug aus der Schafgarbe (*Achillaea millefolii*). Die Wärmebildung in der Leber wird damit angeregt, und die „leisen“ Bitterstoffe der Schafgarbe intensivieren die Ich-Aufmerksamkeit im Leberbereich. Eine besondere Arzneizubereitung der Anthroposophischen Medizin kann die Heilkräfte noch sehr spezifisch fördern: *Taraxacum Stanno cultum Rh D3* (Weleda). Mit dem von den planetarischen Jupiterkräften in der Erde gebildeten Metall Zinn (*Stannum*) wird Löwenzahn (*Taraxacum*) „gedüngt“, dieser im Herbst kompostiert, wobei mit diesem Kompost im Folgejahr eine neue Aussaat gedüngt wird. Das Gleiche wird dann noch einmal im dritten Jahr wiederholt. Dann erst werden diese Pflanzen zu Arzneimitteln verarbeitet. Die anthroposophische Pharmazie spricht von *vegetabilisierten Metallen*, denen Rudolf Steiner eine intensivere Heilwirkung zuschrieb als dem reinen Metall.

Bei den **Hepatitisformen B und C** muss die abwehrende Entzündung in der Leber stärker angesprochen werden. Das geschieht einerseits mit dem Nachtschattengewächs und Giftbildner *Solanum lycopersicum*, der Tomate, die zur Zeit ihrer höchsten Giftbildung im Stadium von Blüte und gerade sich bildender grüner Frucht zum Arzneimittel verarbeitet wird. Die (ausgereifte) rote Frucht enthält dagegen kaum noch Gift und ist Gemüse und kein Heilmittel.

Bei der Hepatitis C reicht *Solanum lycopersicum* allein nicht aus, es wird unterstützt durch Injektionen der weißbeerigen Mistel (*Viscum album*). Genauere Beschreibungen dieser viel umfänglicheren Therapie finden sich in der Fachliteratur (z. B. in meiner *Intuitive Medizin*). Eine große Arbeitsgruppe in der Carl-Gustav-Carus-Akademie Hamburg hat sich viele Jahre wissenschaftlich mit dieser spezifischen Behandlung auch in weiter fortgeschrittenen Stadien chronischer Hepatitis und gar ausgeprägter Leberzirrhose beschäftigt. Sie hat Grundlagenforschung der Wirkprinzipien durchgeführt und klinisch belegen können, dass diese hier nur skizzierte Therapie heilend wirkt. Dabei hat für die Wiederherstellung einer gesunden Leber ein Arzneimittel eine große Bedeutung, das kurz in seiner Besonderheit dargestellt wird.

Hepatodoron

Hepatodoron wird zu den sogenannten Typenmitteln der Anthroposophischen Medizin gerechnet. Damit sind Arzneimittel gemeint, welche auf den Typus einer Erkrankung ausgerichtet sind, nicht so sehr auf die Individualität des Erkrankten. Sie sind „menschheitlich", universell wirksam. Typenmittel wurden von Rudolf Steiner für typische Krankheiten gegenüber Ärzten und Pharmazeuten angeregt, so auch Hepatodoron. In seinem Notizbuch schrieb er dazu lapidar „bei Leberkrankheiten", zu dem Arzt Dr. Noll sagte er „bei gestörter Lebertätigkeit aller Art, ausgleichend wirkend auf Störungen der Leberfunktion überhaupt."

Hepatodoron ist eine pharmazeutische Zusammenfügung von getrockneten Blättern der Weinrebe (*Vitis vinifera*) und der Walderdbeere (*Fragaria vesca*) in Tablettenform. Beide Pflanzen werden wegen ihrer aromatischen Früchte geschätzt, gelten aber nicht als Arzneipflanzen. Die Rezeptur Rudolf Steiners ist also ganz originär.

Die **Weinrebe** ist eine Kletterpflanze, die in die Höhe strebt, dazu jedoch festen Halt braucht und sucht. Sie bildet große, schön geformte Blätter, die eine starke Herbstfärbung zeigen. Ihre Besonderheit sind die Früchte, Weintrauben genannt, und deren Zuckerbildung, der Traubenzucker, auch als Glukose bekannt. Diese Zuckerbildung durchzieht die ganze Weinrebe; auch in den Blättern findet sich ein Anteil von zwei Prozent. Auf den Früchten wachsen Hefepilze, die nach der Ernte eine natürliche Gärung einleiten. So entsteht der Wein. Die Geste der Weinrebe ist himmelgerichtet, weg von der Erde, die mit der Zuckerbildung auf die Ich-Leiblichkeit gerichtet ist. Arzneilich verwendet werden – wie gesagt – nicht die so prägenden Früchte, sondern die Blätter. – Die **Walderdbeere** gehört zu den Rosengewächsen. Statt eines aufrechten Stängels bilden sich unter der Erde weit verbreitende Wurzelstöcke (Rhizome). Aus denen sprießen oberirdisch stängelartige, dem Boden aufliegende Verzweigungen, von denen Blätter und Blüten ausgehen. Die Blüte ist rosenartig in ihrer Schönheit und Zartheit, von weißer Farbe, und hat – typisch für die Rosengewächse – fünf Blütenblätter. Die Frucht bildet eine Scheinbeere, auf der die zahlreichen kleinen „Nüsse" wachsen, welche die eigentlichen Früchte sind. Ihr Aroma ist einzigartig und von dem der aus Züchtung entstandenen großen Erdbeere deutlich verschieden. Das Geheimnis der Walderdbeere ist ihr Kieselgehalt, den sie aus dem Erdboden aufnimmt, zusammen mit feinst verteiltem Eisen. Dies alles zusammengesehen ließ sie Rudolf Steiner eine „Prachtpflanze" nennen. Dem kann nur zugestimmt werden!

Schauen wir nun auf das Zusammenwirken der beiden Pflanzen im Hepatodoron, so finden wir die Geste, Himmel (Weinrebe) und Erde (Walderdbeere) zu verbinden, eine Himmelsleiter zu bauen. Und wir finden drei zentrale Substanzen, alle mit starker Beziehung zum leibzugewandten Menschen-Ich: Zucker (Glukose), Eisen und Kiesel. „Wo Zucker ist, da ist die Ich-Organisation", sagte Rudolf Steiner. Zucker ist ein zentrales Element aller Energieprozesse im Stoffwechsel. Der Kiesel (Quarz) bildet die Grundsubstanz aller Sinnes-Wahrnehmungsorte, verteilt über den ganzen Organismus. Eisen (*Ferrum*) bildet eine ausgleichend-verbindende Mitte, es findet sich im Blut als Sauerstoffträger, aber auch in den sogenannten Atmungsfermenten, die für alle Energievermittlung im Stoffwechsel verantwortlich sind. Hepatodoron spiegelt so den dreigliedrig-ätherischen Menschen: seine Sinnesnervenprozesse, die Stoffwechselprozesse sowie die beide verbindenden rhythmischen Prozesse in Beziehung zur Leber.

Das Arzneimittel *Hepatodoron* fördert alle Aufbau- und Regenerationsprozesse, die von der

Leber ausgehen, auch jene, die dieses Organ selbst stärken. Es ist ein Universalheilmittel „für Störungen der Lebertätigkeit“ in allen Aufbauvorgängen, eine absolut exakte Beschreibung seiner therapeutischen Wirksamkeit. Für seine Anwendung ist wichtig, dass es in der assimilativen (körpereigenen Stoffe aufbauenden) Phase der Lebertätigkeit eingenommen wird, also ab 16 bis etwa 22 Uhr, zum Beispiel je zwei Tabletten um 18 und um 22 Uhr. Als zweites ist wichtig, die Tabletten nicht nur einfach herunterzuschlucken oder zu zerkauen, sondern sorgsam zu lutschen, bis sie sich ganz aufgelöst haben. Sie schmecken spontan ungewohnt, vielleicht heuartig; doch allmählich stellt sich eine schöne Süße ein. Die Dauer der Anwendung entscheidet am besten die ärztliche Verordnung. Nimmt man Hepatodoron aus eigener Entscheidung, um seiner Leber etwas Gutes zu tun, sollte man es zwei- bis viermal im Jahr etwa vier Wochen lang täglich einnehmen.

Hepatodoron kann auch Schlafstörungen gut beeinflussen, vor allem, wenn das Einschlafen schwerfällt, weil man noch zu sehr mit den Ereignissen des Tages beschäftigt ist, die Gedanken „kreisen“ und einen wachhalten. Dann nimmt man Hepatodoron am besten zwei Stunden vor dem Schlafengehen ein, zum Beispiel drei Tabletten.

Degenerative oder Ablagerungskrankheiten der Leber (Hepatose)

Die Entzündungskrankheiten der Leber sind weltweit sehr verbreitet, die Wissenschaft rechnet mit je ca. 200 Millionen an Hepatitis B und C erkrankten Menschen mit chronischem Verlauf. Wesentlich häufiger sind jedoch die degenerativen (funktionseinschränkenden) Ablagerungskrankheiten, deren häufigste Form Fettleber genannt wird. Diese wird meist undifferenziert mit zu großem Alkoholkonsum gleichgesetzt. Doch längst ist klar, dass sie Zeichen einer gestörten Abbaufunktion der Leber ist, weshalb wissenschaftlich das Krankheitsbild der „nichtalkoholbedingten Fettleber" definiert wurde (in der Leidenschaft der Schulmedizin, alles in Formeln auszudrücken, NASH, *Non Alcoholic Steatosis Hepatose*). Alle solche degenerativen, primär nichtentzündlichen Lebererkrankungen tragen den Überbegriff *Hepatose.* Sie repräsentieren den sklerotischen Pol des Erkrankens, sie sind Verhärtungskrankheiten. Und so ertastet der Arzt auch statt einer ganz weichen, kaum spürbaren Leber eine prall-elastische, die ihm über die tastenden Finger gleitet. Schon so – ohne weitere Hilfsmittel – ist die Diagnose „Fettleber" zu stellen. Und mit zunehmenden Verfettungsgrad büßt die Leber ihre Funktionsfähigkeit ein, wehrt sich verzweifelt mit Entzündungsvorgängen, mit denen sie die Ablagerungen aufzulösen und wegzuschaffen versucht. Doch reicht ihre Kraft meist nicht mehr aus, und so verbrennt der Schwelbrand immer weiteres Lebergewebe und es entsteht als Endstadium die Fettleber*zirrhose* (eine Bindegewebsvermehrung).

Suchen wir nach den Ursachen, so liegen diese in ständiger Überforderung und auch Ablenkung der Lebertätigkeit. Es wurde ja geschildert, was alles an modernen Lebensgewohnheiten die Leber belastet und langfristig schädigen kann: eiskalte Getränke, der viel Energie abzweigende Alkohol, die Welt moderner synthetischer Stoffe als Lebensmittelzusätze, als Arzneimittel, oder als Giftstoffe aus der Landwirtschaft (Herbizide, Pestizide, Insektizide). Besonders belastend ist auch das oberflächliche Schmecken, die Täuschung durch Vorspiegelung von Substanzen, die gar nicht enthalten sind; aber auch hastiges und unrhythmisches Essen. All das überfordert die Leber und führt zu den Ablagerungen, deren auffälligste eben die Fette sind. Denn um diese zu verstoffwechseln bedarf es besonderer Energie. Und so könnte man im Bilde gesprochen die schweren Formen der Fettleber auch ein *Burn-out* der Leber nennen.

Besonders schädliche Ablagerungen betreffen die Metalle Eisen und Kupfer. Beide sind auch im Gesunden in kleinen Mengen in der Leber nachweisbar. In der Eisenspeicherkrankheit, der *Haemochromatose*, und in der Kupferspeicherkrankheit, dem *Morbus Wilson*, der oft schon in der Kindheit auftritt, werden jedoch beide Metalle im Übermaß abgelagert und führen über längere Zeiträume schließlich zur Leberzirrhose. Ihre Ursachen werden von der Wissenschaft in genetischen Veränderungen gesucht. Tiefer geschaut, zeigt sich in ihnen eine Unfähigkeit, mit diesen Substanzen kosmisch-planetarischen Ursprungs richtig („physiologisch“) umzugehen. Sie repräsentieren Mars- und Venuskräfte, und ihre Symbole ♂ und ♀ werden nicht zufällig auch für das männliche und das weibliche Geschlecht benutzt. In dem inneren, organischen Umgang mit den männlichen und den weiblichen Schöpfungskräften liegt die eigentliche Störung, die sich in diesen Leberkrankheiten äußeren Ausdruck verschafft.

Und so dürfen wir davon ausgehen, dass viel mehr Stoffe in der Leber abgelagert werden, als bisher grobstofflich untersucht wurde. Beängstigende Beispiele aus der Arbeitswelt sind Vinylchlorid und Dioxin, die bei ungeschütztem Umgang aufgenommen und in der Leber abgelagert werden. Die Grundsubstanz des Kunststoffs Polyvinylchlorid (PVC) führte bei vielen Arbeitern mit einer Latenz von etwa 20 Jahren zu schweren, vom Gallengewebe in der Leber ausgehenden Krebserkrankungen.

Diese Hinweise sollen genügen, um das grundsätzliche Phänomen der Ablagerungskrankheiten der Leber zu verdeutlichen. Wieder stoßen wir bei der Suche nach Therapie auf eine Pflanze, die wie vorausschauend auf unsere Zeit und ihre Nöte von der Schöpfung geschaffen wurde: die Mariendistel (*Silybum marianum*). Ehe sie und ihre Heilkraft geschildert wird, muss jedoch der Hinweis kommen, dass vor aller Therapie mit einer Arznei die Anstrengung erfolgen muss, das zur Krankheit führende Übel abzustellen. Das ist mit dem alten, schon aus der Medizin des klassischen Griechentums (Hippokrates) stammenden Wort *Diäthetik* am besten beschrieben. Es meint Eigenanteil des Erkrankten an der Heilung, wie es in einem Rilke-Gedicht einmal heißt „du musst dein Leben ändern!" Oder im Wirken des Christus – „*willst* du gesund werden?" Die Antwort fordert ein ehrliches, analytisches Erkennen, was alles man meist über lange Zeiten seiner Leber an Belastungen zugemutet hat und den Entschluss, dieses zu ändern. Ein waches Bewusstsein für dieses Organ und seine Bedürfnisse zu entwickeln und mit ihm zu kommunizieren steht an vorderster Stelle. Geschieht dies, kann die Mariendistel ein starker, begleitender Helfer sein.

Die Mariendistel

Auch die Mariendistel (*Silybum marianum*) gehört zu der großen Familie der Korbblütler und dort zu den Distelartigen. Sie ist daher eine Verwandte der schon geschilderten Artischocke, hat wie diese eine große, über mannshohe und harmonische Wuchsform und die typischen Blüten. Die großen Blätter sind stachelig verhärtet und mit weißen „milchigen" Linien überzogen. Diese haben auch zu ihrem Namen geführt, denn in alten Zeiten erzählte man sich, dass die

Milch der Gottesmutter Maria auf diese Blätter tropfte, als sie ihr Jesuskind stillte. Die Mariendistel liebt die Wärme und stammt ursprünglich aus dem asiatischen Raum. Sie hat eine starke Beziehung zum Lichtäther und zum Chemischen Äther, was ihre besondere Nähe zur Leber verstehen lässt, das Organ der Leichte („Licht") und des Chemismus („Stoffwechsel"). In ihr finden sich zarte Bitterstoffe, ätherische Öle und ein Flavonoidgemisch, *Silymarin*, welches wissenschaftlich-pharmazeutisch für die therapeutische Wirkung als hauptverantwortlicher „Wirkstoff" gesehen wird. Für die Arznei werden die Samen verwendet.

Die Mariendistel ist eine der am besten wissenschaftlich untersuchten Arzneipflanzen, auch in der klinischen Anwendung. Sie hat verschiedene Schwerpunkte von Wirkungen, die sich zu ihrer umfassenden therapeutischen Wirksamkeit vereinigen: sie regt die Bildung von Eiweißen in der Leberzelle an (Aufbau), hat starke Entgiftungsfunktionen (Radikalfänger), stärkt die Zellwände (Leberschutz gegen Eindringen fremder Stoffe) und verhindert zu starke Bindegewebsbildung (*Antifibrose*), die zur Verhärtung und letztlich Zirrhosebildung führt. Ja, sie kann sogar eine solche zu starke Bildung wieder rückgängig machen, wie durch große klinische Studien bei Zirrhosepatienten nachgewiesen wurde. Und ihre Antigift-Wirkung ist so stark, dass sie das absolute Gegenmittel (*Antidot*) gegen die schwere Lebervergiftung durch den Knollenblätterpilz ist. Starben ohne diese Behandlung etwa ein Drittel der Betroffenen, überlebten alle (!) mit ihr Behandelten, wenn die Therapie innerhalb der ersten 24 Stunden nach der Pilzmahlzeit erfolgte.

Die Mariendistel ist ein „globales" Leberheilmittel, einsetzbar sowohl bei den entzündlich-zerstörenden als auch bei den degenerativ-ablagernden Lebererkrankungen. Sie durchlichtet das Organ, unterstützt alle seine Funktionen und harmonisiert Auf- und Abbauprozesse und fördert die Geweberegeneration. Anders als die Artischocke, die sehr geeignet für die *Vorbeugung* von Erkrankungen der Leber ist (s. Seite 61), ist die Mariendistel ein wirkliches *Heilmittel.* Die Verordnung des mit diesem Heilmittel vertrauten Arztes oder Heilpraktikers ist erforderlich.

Schaut man auf ihre Namensgebung und Beziehung zu dem Christusgeschehen, besonders den darin verborgenen Menschen-Kindheitskräften, können wir auch die Anschauung gewinnen, dass diese besondere Heilpflanze uns leibliche Auferstehungskräfte vermitteln kann, die wir abstrahierend Regeneration nennen.

Stauungs- und Schwerekrankheiten

Wir haben im Blick auf die gesunde Leber schon angesprochen, dass ihre Tätigkeiten in den ganzen Organismus hineinwirken, und wir auch Erkrankungen scheinbar fern der Leber als mit ihr verbunden erkennen müssen. Dazu rechnen alle Stauungs- und Schwerekrankheiten, denn das andauernde Strömen der Gewebeflüssigkeiten und das Durchleichten des gesamten Organismus sind wichtige Leberfunktionen. Stauungen finden sich vor allem im venösen System der Kreisläufe und dem mit ihm verbundenen Lymphsystem, aber auch in der Gewebeflüssigkeit selbst. Man spricht dann von Schwellungen oder *Ödemen.* Stauungen, die auch mit einem Begriff Rudolf Steiners „Stockungen“ genannt werden können, finden sich aber auch in den Sekret bildenden und sie ausstoßenden Drüsen, ob Speichel- oder Tränendrüsen, schleimbildenden Drüsen der Schleimhäute, oder auch den ins Blut sezernierenden Hormondrüsen wie zum Beispiel der Schilddrüse oder der

Bauchspeicheldrüse. Allen Störungen gemeinsam ist der zu schwache Bewegungsstrom alles Flüssigen, der seinen Impuls und seine Dynamik aus der Leber bekommt. Wirkt man therapeutisch am Ort der Stauung, bleibt das immer nur symptomatisch. Die krankhafte Ursache muss in der Leber gesucht und von ihr aus behandelt werden.

Das venöse Syndrom der schweren Beine bis zur Krampfaderbildung, zu denen auch die Hämorrhoiden zählen, brauchen kausal eine Lebertherapie, so abstrus das der heutigen Medizin auch erscheinen mag. Gleiches gilt für die *Sicca*-Syndrome, mit denen die mangelnde Drüsensekretion gemeint ist, wie die Trocknung der Schleimhäute, oder mangelnder Tränenfluss (das trockene Auge). So kann man entdecken, dass die Rosskastanie eine therapeutische Wirkung ausübt, die von der Leber ausgeht, ebenso das rote Weinlaub. Die operative Krampfaderentfernung oder chemische Verödung von Hämorrhoiden ist eigentlich eine medizinische Bankrotterklärung, weil man ohne ein viel früher einsetzendes therapeutisches Konzept die Stauungskrankheiten bis zu einem Endstadium kommen lässt, wo dann nur ein drastisches Wegschaffen der gestauten Gefäße als Lösung gilt, anstatt es gar nicht erst so weit kommen zu lassen. Die Störung oder das Krankwerden sollte man schon in ihrem Entstehen behandeln und dann wirklich ein Heilen ermöglichen.

Alle Stauungen sind eigentlich immer auch mit Schweregefühl verbunden. Es ist ja gerade das Flüssige, das „Wasser", welches in sich das Leichten, die Leichtekräfte birgt. Man denke an Archimedes und seine Begeisterung („Heureka!"), als er den Auftrieb durch Wasser entdeckte.

Die Schwerekrankheit schlechthin aber ist die Depression mit allen ihren Ausgestaltungen, ob Erschöpfung, Antriebsarmut, Burnout oder im Seelischen Verzweiflung und Hoffnungslosigkeit. Wie treffend ist hierfür ihre volkstümliche Bezeichnung der Schwermut. Auch das heute so oft angesprochene Müdigkeits- oder *Fatigue*-Syndrom gehört zu den Schwereerkrankungen. Im Geistigen herrschen dann die Kräfte der Finsternis, die Rudolf Steiner in einer Meditation für Ärzte Schweremacht nannte. Die Schwere hat eigentlich eine positive Aufgabe im Organismus, zum Beispiel in der Knochenbildung, oder der Schwere, die uns an der Erde hält, auf ihr stehen oder gehen lässt, ohne dass wir von ihrer gewaltigen Bewegung (Rotation) ins All geschleudert werden. Diese Schwerkraft muss jedoch immer und für jeden Ort im Organismus im Gleichgewicht gehalten werden, durch die Gegen-, die Leichte-Kraft oder eben durch das Licht. Hier hat das Vitamin D eine Schlüsselrolle, und ist es nicht sprechend, dass man seine Wirkung durch den *Leber*tran vermittelte, ehe diese Natursubstanz durch chemisch-synthetisches Vitamin D verdrängt wurde?!

Wir Menschen müssen das Licht ganz neu entdecken, seine fördernden und auch heilenden Kräfte. Wir müssen wissen, dass alle Elektrizität und Magnetismus Finsternis- oder Schwerekräften entstammen und dass das durch sie erzeugte künstliche Licht im Übermaß kränkend, „(be-)schwerend" wirkt! Was aber ist ein Licht, das uns Menschen und selbstverständlich auch die Natur, Erde und Kosmos fördert und – wo wir krank wurden – heilt? Die Antwort auf diese Frage soll hier ein Dichter geben, weil in der Poesie mehr Wirklichkeit liegen kann als in mancher Wissenschaft:

Licht ist Liebe – Sonnen-Weben
Liebesstrahlung einer Welt
schöpferischer Wesenheiten –
die durch unerhörte Zeiten
uns an ihrem Herzen hält,
und die uns zuletzt gegeben
ihren höchsten Geist in eines
Menschen Hülle während dreier
Jahre: da ER kam in Seines
Vaters Erbleib – nun der Erde
innerlichstes Himmelsfeuer:
dass auch sie einst Sonne werde.

(Christian Morgenstern in: *Wir fanden einen Pfad*)

Es ist ganz sicher eine Herausforderung für den modernen, in einer zunehmend digitalen Welt eingebundenen Menschen, die Quelle des fördernden, heilenden Lichts in der Weltenliebe zu erkennen. Liebe zum Menschen, seinem Werden, zu allen Dingen der Welt, erzeugt Licht, und dieses verbindet uns mit der Quelle, die sagen konnte „Ich bin das Licht der Welt" (Joh. 8,12). Jeder Mensch kann als Liebender Lichterzeugender sein und das Dunkel unserer Zeit mit seinem Licht erhellen. Das ist – so unglaublich das auch klingen mag – ein Thema des Organs Leber.

5. Ausklang

So wie andernorts für die Lunge und für das Herz dargestellt (siehe die Literaturliste auf Seite 91), so gilt auch für die Leber: um ihr Wesen zu verstehen, ihre Tätigkeiten und Funktionen für das Zusammenwirken eines gesunden Organismus, muss das Verständnis für dieses Organ gegenüber der heute dominierenden naturwissenschaftlichen Medizin geweitet werden. Dieses Verständnis muss auch das Wesen der Lebensvorgänge, das Beseeltsein und nicht zuletzt die besondere Aufgabe für unseren Geisteskern, das Ich, erfassen, wie es sich in der Leber durch ihr organ-eigenes Immunsystem anschaulich ausdrückt. Die Medizin, ihre Menschenkunde, muss eine Spirito-Psycho-Somatik werden, und die Ganzheit Mensch als gegliederte Einheit von Geist, Seele und Leib begreifen lernen.

Aus dieser umfassenden Anschauung und Verständnis wird die Eigenverantwortung deutlich, die wir für unsere Organe haben; wie wir

Sorge tragen können, dass sie ihre Aufgaben im Sinne unserer Gesundheit gut erfüllen können, wie wir ihnen helfen oder sie auch schädigen können. Es entspricht der Zeitsituation eines sich und seiner Besonderheit immer bewusster werdenden Menschentums, die leiblichen Werkzeuge und seelischen Instrumente seiner Individualität nicht nur gut und wirklich zu kennen, sondern auch mit ihnen zu kommunizieren und sich um ihr Wohlergehen zu kümmern. Es sollte eine pädagogische Aufgabe werden, schon früh ein solches Menschenverständnis zu veranlagen, und es wird verständlich, warum Rudolf Steiner anregte, ein Arzt solle gleichberechtigt im Lehrerkollegium der Waldorfschule aufgenommen werden. Denn dessen Blick umfasst die Ganzheit des gesunden Menschen, und er erkennt die frühesten Abweichungen in den Gleichgewichtskräften polarer, sich widerstrebenden Kräfte, die – bleiben sie unbemerkt – zur Krankheit führen. Natürlich wird hier auf ein Ideal geblickt, welches vielleicht noch zu wenig gelebt wird, das wir jedoch anstreben können, ja sollten. Wer das tut, wird den Enthusiasmus erleben, den solches Handeln erzeugt. Dieser Impuls lebt in den Inhalten dieses Büchleins, er will ansteckend wirken und sich wie das Licht einer Kerze fortpflanzen, indem es eine nächste Kerze entzündet. Möge die damit verbundene Freude erlebt werden.

Ergänzende Literatur des Autors

Vom Wesen der Lunge. Info3 Verlag, 3. Auflage 2024

Vom Wesen des Herzens. Info3 Verlag, 3. Auflage 2024

Die Wiedergewinnung des Heilens. Info3 Verlag, 3. Auflage 2018

Die spirituelle Seite des Immunsystems. aethera, 2. Auflage 2022

Intuitive Medizin. Haug Verlag, 6. Auflage 2016

Die Schlanke Reihe im Info3 Verlag

Besinnlich, anregend, prägnant

Johannes Kiersch

Von der Steinzeit bis zum Great Reset

Ein Anthroposoph versucht, sich nach Corona zurechtzufinden

Schlanke Reihe Band 1

78 Seiten, Klappenbroschur, € 9,90

ISBN 978-3-95779-148-1

Jahn Finkas

Kleines Pandemisches Glossar

Versuch einer Aufarbeitung

Schlanke Reihe Band 2

102 Seiten, Klappenbroschur € 9,90

ISBN 978-3-95779-162-7

Volker Fintelmann

Im Leben das Sterben üben

Anregungen zu einem bewussten Umgang mit dem Tod

Schlanke Reihe Band 3

72 Seiten, Klappenbroschur, € 9,90

ISBN 978-3-95779-166-5

www.info3.de

Alma Wichmann-Erlen

Flieg, Emmy, flieg!

Kauderwelsch und Geistesgegenwart einer demenzerkrankten großen Seele

Schlanke Reihe Band 4

100 Seiten, Klappenbroschur, € 9,90

ISBN 978-3-95779-169-6

Thomas Krämer

Raphael: Historische Person und ewige Individualität

Anmerkungen zum Rätsel einer biografischen Signatur

Schlanke Reihe Band 5

90 Seiten, Klappenbroschur, € 9,90

ISBN 978-3-95779-174-0

Volker Fintelmann

Vom Wesen der Lunge

Anschauungen eines Anthroposophischen Arztes

Schlanke Reihe Band 6

100 Seiten, Klappenbroschur, € 9,90

ISBN 978-3-95779-178-8

www.info3.de

Volker Fintelmann

Vom Wesen des Herzens

Organ der Mitte, Wohnsitz der Seele

Schlanke Reihe Band 7

108 Seiten, Klappenborschur, € 10,90

ISBN 978-3-95779-187-0

Jens Heisterkamp

Karma neu denken

Wiederverkörperung und Schicksal als Herausforderung für die Vernunft

Schlanke Reihe Band 8

102 Seiten, Klappenbroschur, € 10,90

ISBN 978-3-95779-191-7

Volker Fintelmann

Vom Wesen der Niere und ihrer Beziehung zur Seele

Organ von Licht und Finsternis

Schlanke Reihe Band 10

96 Seiten, Klappenbroschur, € 10,90

ISBN 978-3-95779-215-0

INFO3 VERLAG

Kirchgartenstr. 1, 60439 Frankfurt
Tel. 069-58 46 47
E-Mail: vertrieb@info3.de
www.info3.de